Krishnanunni Nair
Amod Patankar

A Técnica de Extração da Unidade Folicular (FUE) de Transplante Capilar

AF209939

Krishnanunni Nair
Amod Patankar

A Técnica de Extração da Unidade Folicular (FUE) de Transplante Capilar

Uma Revisão da Cirurgia de Transplante Capilar Minimamente Invasiva

ScienciaScripts

Imprint
Any brand names and product names mentioned in this book are subject to trademark, brand or patent protection and are trademarks or registered trademarks of their respective holders. The use of brand names, product names, common names, trade names, product descriptions etc. even without a particular marking in this work is in no way to be construed to mean that such names may be regarded as unrestricted in respect of trademark and brand protection legislation and could thus be used by anyone.

Cover image: www.ingimage.com

This book is a translation from the original published under ISBN 978-620-3-19332-9.

Publisher:
Sciencia Scripts
is a trademark of
Dodo Books Indian Ocean Ltd. and OmniScriptum S.R.L publishing group

120 High Road, East Finchley, London, N2 9ED, United Kingdom
Str. Armeneasca 28/1, office 1, Chisinau MD-2012, Republic of Moldova, Europe
Managing Directors: Ieva Konstantinova, Victoria Ursu
info@omniscriptum.com

Printed at: see last page
ISBN: 978-620-3-53615-7

Conteúdos

RECONHECIMENTO

"Os projectos muitas vezes, sobrecarregam-nos quando olhamos para as horas envolvidas até à sua conclusão".

A minha sincera gratidão é expressa a todos aqueles que têm sido primordiais na conclusão bem sucedida deste projecto.

O mais notável entre eles continua a ser o meu professor e Guia de Pós-Graduação, **Dr. Amod Patankar,** Professor Associado, Departamento de Cirurgia Oral e Maxilo-facial, BV(DU)DCH, Pune. Esta Dissertação da Biblioteca foi concebida e concebida sob a sua valiosa orientação. Fui durante todo o tempo dotado pela sua paciência inabalável e inúmeras sugestões instrumentais na tecelagem deste Projecto.

Estou grato aos meus pais **Babu Chandran Nair** e **Jaya Lekshmi Nair** e ao meu irmão mais novo **Arvind Nair** pelo seu apoio incondicional e constante tolerância para com todos os meus esforços.

Finalmente, os meus idosos e companheiros de lote merecem uma menção por toda a ajuda incessante.

Obrigado!

Dr. Krishnanunni Nair

Prefácio

A perda de cabelo afecta pessoalmente quase um terço ou quarto indivíduo no mundo pelo menos uma vez na sua vida. Consideram frequentemente esta condição como uma vergonha ou um tabu e raramente discutem com amigos e familiares. Este tipo de atitude está agora a mudar, uma vez que a queda de cabelo e o transplante de cabelo estão a tornar-se tópicos de várias conversas e discussões públicas em resultado dos seus numerosos apoiantes proeminentes. Foi um procedimento que em tempos foi realizado de forma discreta e silenciosa, mas agora, o transplante capilar tornou-se um tópico socialmente aceitável como resultado de extensa pesquisa, documentação e relatórios informativos.

As técnicas modernas de cirurgia de transplante capilar podem certamente ajudar em muitos casos, mas muitos indivíduos afectados pela queda de cabelo e mesmo os médicos não estão suficientemente familiarizados com os seus métodos, bem como com os recentes avanços.

Este livro fornece uma compreensão precisa e profunda sobre os vários métodos de restauração capilar e discute os seus benefícios e desvantagens específicos.

Além disso, o livro descreve uma opção muito menos traumática, a abordagem minimamente invasiva dos transplantes capilares, bem como as suas vantagens.

A técnica FUE minimamente invasiva é actualmente a abordagem mais sustentável e com maior repartição de tecidos para o transplante capilar. Por conseguinte, é considerada como o único método que pode ser utilizado eficazmente contra a perda progressiva de cabelo sem causar danos substanciais aos tecidos no local doador.

Este livro informa exaustivamente potenciais investigadores sobre o procedimento de transplante capilar, abrindo assim o caminho para o seu desenvolvimento futuro.

Dr. Krishnanunni Nair

"O cabelo é a primeira coisa. E os dentes são a segunda. O cabelo e os dentes. Um homem tem essas duas coisas, ele tem tudo".

- James Brown

CAPÍTULO 1

INTRODUÇÃO

A extracção da unidade folicular (FUE), também conhecida como transferência folicular (FT), é uma das duas técnicas primárias de obtenção de folículos capilares, que ocorrem naturalmente em grupos de um a quatro cabelos, para efeitos de restauração capilar por transplante. O outro método é conhecido como colheita de faixas. [1] As unidades foliculares obtidas por estes dois métodos servem como blocos básicos de construção do transplante de unidades foliculares (FUT).

Os artigos científicos do Dr. Shoji Okuda, publicados em 1939, que foram escritos usando antigos Kanji (pictogramas japoneses), poderiam ter alterado a história do transplante capilar, mas como resultado de circunstâncias externas, não científicas, permaneceram desconhecidas e a técnica de transplante de enxerto perfurado teve de ser redescoberta pelo Dr. Norman Orentreich 20 anos mais tarde. O Dr. Okuda deveria ser reconhecido não só como um verdadeiro pioneiro mas também como um excelente exemplo de como um investigador consciencioso deveria trabalhar. Ele estava tão interessado em provar o sucesso da sua técnica e dos resultados obtidos em humanos que tinha realizado as mesmas experiências numa grande diversidade de modelos animais com o mesmo resultado. [2]

A técnica moderna de transplante capilar foi introduzida pelo Dr. Orentreich na década de 1950. Ele começou com o uso de punções de 4 mm. Depois, a ideia de mini e microenxerto, e mais tarde a Unidade Folicular de Transplante Capilar (FUT) assumiu o seu lugar nos anos 90. Com o FUT, foi estabelecido o transplante capilar em unidades foliculares solitárias de ocorrência natural. A colheita do doador era feita por método de tira única com excisão elíptica do doador nestes métodos, seguida de suturação. A notável desvantagem da colheita com uma única tira foi a subsequente cicatriz linear do doador. Embora seja viável dar uma cicatriz linear muito fina com o fecho tricofítico recentemente descrito, constitui complicações cosméticas para muitos pacientes, especialmente aqueles que desejam usar cabelo curto. [3]

O termo unidade folicular (FU) foi inicialmente descrito por Headington e o esquema conceptual para a utilização de FU em transplantes capilares foi dado por Bernstein e Rassman. Tornou-se evidente para a maioria dos praticantes de transplante capilar que as técnicas de colheita de uma única tira e de dissecação estereomicroscópica desenvolvidas em 1988 por Limmer eram as melhores formas de colher e separar as UGF. [4]

4

Embora a colheita com uma única tira seja um meio extremamente metódico de obtenção de tecido para subsequente dissecação em UGF, causa cicatriz linear. Tiras finas de dador com técnica cuidadosa produzem cicatrizes muito finas, mas a cicatriz pode alargar-se a um grau inaceitável se as tiras forem tiradas demasiado largas. A única solução para alargar as cicatrizes foi cobrir a área doadora com cabelo mais comprido, uma vez que a correcção cirúrgica destas feridas provou ser, na sua maioria, infrutífera. Como consequência, muitos pacientes tornaram-se duvidosos em submeter-se a uma cirurgia de transplante de cabelo que criou uma cicatriz linear alargada potencialmente difícil de tratar. [4]

Rassman, em meados da década de 1990, começou a encontrar uma solução para este problema, extraindo directamente os FUs do local doador usando um pequeno soco. As tentativas iniciais foram prejudicadas por altas taxas de transecção num número notável de pacientes até que Richard Shiell trouxe ao seu conhecimento o trabalho de Masumi Inaba. [4]

A FUE foi descrita pela primeira vez por Masumi Inaba do Japão em 1988. Ele estabeleceu o uso de uma agulha de 1 mm para a extracção de unidades foliculares. [5][6]

O método de Inaba diferiu ligeiramente, utilizando um mesmo tipo de punção mas apenas parcialmente cortando o folículo piloso e depois removendo o resto com fórceps. O conhecimento da Inaba levou a Rassman e Bernstein a explicar a extracção da unidade folicular, também chamada método FUSE (Extracção da Unidade Folicular), o procedimento FOX (FOllicular unit eXtraction), a técnica da Madeira ou método de Isolamento FU, resumindo todo um procedimento de transplante de cabelo cirúrgico sem a extracção da tira. [4]

Após a realização da técnica FUE em pacientes de vários países e etnias, tornou-se evidente que a extracção provou ser bastante variável. Numa tentativa de elucidar a causa da variabilidade do paciente, foi utilizada a análise histológica e foi introduzido o Teste FOX, que é uma ferramenta cirúrgica importante para determinar a candidatura do paciente. [4]

Os resultados globais demonstraram que o Teste FOX classificou cerca de 60% de todos os pacientes como candidatos ao procedimento FUE. Contudo, havia uma forte possibilidade de transecção folicular, mesmo nos bons candidatos a transplante capilar. [4]

A extracção de unidades foliculares leva tempo e despesas consideráveis a aprender e a desenvolver competências a um nível elevado. [7]

Uma das principais variáveis do sucesso do transplante capilar é a sobrevivência das unidades foliculares após a extracção do couro cabeludo. Há uma maior probabilidade de as unidades foliculares não sobreviverem ao transplante se forem transplantadas no processo de extracção, resultando no fracasso do transplante de cabelo. Os procedimentos FUT que utilizam a colheita de unidades foliculares em tiras garantem tipicamente um grande número de unidades foliculares não transplantadas, enquanto que os procedimentos FUE podem transplantar enxertos, tornando-os inúteis num transplante. [8]

A colheita de enxertos FUE pode causar cicatrizes "pit",[9] cicatrizes pequenas, redondas, e tipicamente brancas na área doadora do paciente onde os enxertos foram removidos. [10]

A extracção da unidade folicular tem geralmente um tempo de recuperação mais rápido do paciente e um desconforto pós-operatório significativamente inferior ao do transplante da unidade folicular (FUT). [11] Além disso, a possibilidade de danos nervosos a longo prazo, dando origem a dormência crónica e/ou dor na área doadora, é notavelmente reduzida com o procedimento FUE vs a tira (FUT). Além disso, FUE serve como uma alternativa ao FUT quando o couro cabeludo está demasiado apertado para uma excisão com a tira e permite a um cirurgião de transplante capilar colher cabelo mais fino da nuca para ser usado na linha do cabelo ou para as sobrancelhas. [9][12]

No entanto, com FUE, os folículos são colhidos numa área muito maior da zona doadora em comparação com FUT, estimada em oito vezes maior do que a da excisão tradicional da tira, pelo que os pacientes devem ter os pêlos aparados numa área doadora muito maior. [13][14] Os folículos colhidos em áreas limítrofes da região doadora podem não ser verdadeiramente "permanentes", de modo que, com o tempo, o cabelo transplantado pode perder-se. [13] Devido à cicatrização e distorção do couro cabeludo doador a partir de FUE torna as sessões subsequentes mais difíceis, e os enxertos são mais frágeis e sujeitos a traumatismos durante a colocação, uma vez que muitas vezes lhes falta a derme protectora e a gordura dos enxertos dissecados microscopicamente. [15]

CAPÍTULO 2

REVISÃO DE LITERATURA

1. Okuda S. Estudo Clínico e Experimental de Transplante Capilar Vivo. Jpn J Dermatol Urol **1939**: 46: 537-587 (em japonês) - como descrito em: Jimenez F, Shiell RC. The Okuda Papers: um trabalho extraordinário - mas infelizmente não reconhecido - que poderia ter mudado a história do transplante capilar. Dermatologia Experimental, 2015, 24, 185-186.

Secção I: Nesta secção, Okuda descreve como realiza a técnica do enxerto capilar e resume a evolução clínica de 30 casos de transplante capilar autólogo nos dias 2, 5, 10, 20, 30, 60, 100, 200 e 300 de uma forma muito detalhada. O Dr. Okuda realizou a sua técnica de transplante capilar principalmente em alopecias cicatriciais do rosto (sobrancelhas, couro cabeludo, bigode) e queda de cabelo púbico. Ele alegou 100% de sucesso de crescimento em todos os seus mais de 200 casos, notando que o cabelo cresceu em qualquer local cutâneo onde tinha sido implantado.

Secção II: Nesta secção, Okuda descreveu o quadro histológico da evolução de um enxerto de pêlo perfurado transplantado para o local receptor, desde a sua inserção até à sua completa regeneração. Para este efeito, transplantou enxertos de cabelo do couro cabeludo para o braço superior de dois pacientes. Okuda descreveu cuidadosamente o quadro histológico das biópsias obtidas 2, 7, 14, 30, 60, 80 e 100 dias após o transplante.

Secções III e IV: Estudou as alterações clínicas e histológicas do transplante de pêlo em coelhos, cobaias e um bezerro. Os resultados foram muito semelhantes aos dos seres humanos, com a única diferença de que a queda transitória após o transplante ocorreu mais cedo (10-14 dias) e o pêlo começou a crescer aos 50-60 dias, em oposição aos 80-90 dias nos seres humanos.

Secção V: Nesta secção, Okuda relata as invenções foliculares do pêlo após auto e hetero-transplantação, tanto em animais como em humanos, usando métodos de coloração por impregnação de prata. Em auto-transplantação, observou que cerca de 30 dias após o transplante os nervos regeneraram-se, uma observação que foi confirmada mais de 40 anos mais tarde. Em hetero-transplantação, descreveu a completa degeneração dos nervos (com desaparecimento da coloração dos nervos) 3 semanas após o transplante.

2. Orentreich N. Auto-enxertos em alopecias e outras condições dermatológicas seleccionadas. Ann NY Acad Sci **1959**, 83: 463-469.

Os auto-enxertos de pele têm sido utilizados em animais para estudar o crescimento do pêlo, formação de pigmentos, cicatrização de feridas, e imunidade. Auto-enxertos de troca foram realizados no homem para estudar vitiligo, amiloidose, morfema, esclerodermia, acrodermatite crónica atrofiante, dermatite eczematosa alérgica, erupções fixas de drogas, e hiperidrose. Os efeitos dos auto-enxertos foram observados na sequência de reparações plásticas para o lúpus eritematoso. Os auto-enxertos na sobrancelha, mão, couro cabeludo e outras áreas por vezes têm mostrado não só o crescimento de cabelo desejado em tais enxertos mas também, ocasionalmente, o desenvolvimento de cabelo indesejado.

3. Uno H, Montagna W. Reinervação dos órgãos das extremidades dos folículos capilares e Corpúsculos Meissner em enxertos de pele de Macaques. J Invest Dermatol **1982**: 78: 210-214.

Foram transplantados tampões de couro cabeludo occipital e pedaços de almofadas digitais para o couro cabeludo frontal de macacos de cauda de toco (Macaca arctoides). Ambos os tipos de enxertos cresceram bem e mantiveram a sua aparência original durante vários anos. Os autores traçaram o recrescimento e a reinervação dos folículos capilares e dos corpúsculos de Meissner em biopsias sequenciais destes enxertos. Duas semanas após o transplante, os folículos capilares dos enxertos pareciam ter perdido toda a integridade, mas começaram a regredir após 4 semanas. O nervo e os órgãos dos folículos capilares começaram a reaparecer às 8 semanas. Posteriormente, os enxertos com grandes cabelos terminais permaneceram viáveis no couro cabeludo frontal careca do hospedeiro durante 8 anos. Nos enxertos de pele digital, o citoesqueleto dos corpúsculos Meissner podia ser distinguido após 4 semanas; após 8 semanas os nervos do tecido hospedeiro podiam ser rastreados até aos órgãos finais. Os plexos e nervos do nervo perivascular até aos músculos piloerector foram claramente vistos em ambos os tipos de enxerto após 8 semanas.

4. Rassman WR, Pomerantz MA. A Arte e Ciência do Minigrafismo. International Journal of Aesthetic and Restorative Surgery **1993**, 1: 27-36.

Os mini-enxertos estão a aumentar em popularidade; em muitos casos, substituíram os enxertos padrão de 4 mm. Vários factores influenciam a sobrevivência dos folículos (manipulação e preparação do enxerto) e afectam a visibilidade dos mini-enxertos (cor do cabelo, carácter, e densidade). As medições da densidade capilar para o diagnóstico e tratamento da queda capilar envolvem o uso de um dispositivo que quantifica o número de cabelos no local doador do transplante, bem como a área calva. A atenção aos pormenores técnicos é necessária para optimizar os resultados da mini-enxertia. Os mini-enxertos da mais alta qualidade requerem a utilização de enxertos menores transplantados de vários tamanhos, em maior número e em distribuição aleatória. As expectativas do paciente tanto em termos de orçamento como de prazos devem ser tidas em conta.

O uso exclusivo de transplantes de minigraft para restauração capilar criou muita controvérsia. A discórdia envolve questões de números óptimos, adequação da cobertura, e outros factores. Um entendimento profundo das técnicas de minigestração pode resolver muitas das questões e conduzir a resultados melhores e mais previsíveis.

Desde o início do transplante capilar, os pacientes têm expressado insatisfação com o aspecto "entupido" ou "cabeça de boneca" que tem sido mais comum do que a maioria dos médicos admite. A resposta inicial a este problema foi desenvolver enxertos de um a dois fios - micro enxertos.1-3 Os micro enxertos podem ser utilizados para suavizar procedimentos de enxerto anteriores ou para criar uma linha natural de cabelo. Os micro-enxertos estão a ganhar popularidade; num mundo utópico, ofereceriam a melhor forma de transplante capilar. Para a maioria dos pacientes, contudo, uma cabeça inteira de cabelo feita com micro-enxertos era impraticável ou inacessível. Este problema levou ao desenvolvimento de enxertos de tamanho intermédio entre o micro enxerto de 1 mm e o enxerto padrão de 4 mm, ou seja, mini-enxertos. Para muitos pacientes, uma combinação de mini-enxertos na maior parte da área receptora e microenxertos na linha capilar proporciona um meio prático e acessível de restauração capilar que imita a natureza.2-5 Alguns médicos cuja experiência tem sido com enxertos tradicionais de maiores dimensões acreditam que os mini-enxertos não dão uma aparência igual ao que os métodos anteriores ofereciam.

5. Bernstein RM, Rassman WR, Szaniawski W, Halperin A. Follicular Transplantation. Int J Aesthetic Rest Surg **1995**, 3: 119-132.
O Transplante Folicular é um método de cirurgia de restauração capilar que reconhece a unidade folicular como o elemento básico do tecido a ser movimentado no transplante. A base anatómica e fisiológica deste

procedimento, assim como as suas potenciais vantagens, são discutidas. Os autores descrevem então em pormenor como os implantes foliculares podem ser utilizados em grandes quantidades para o tratamento da alopecia androgénica.

6. Kim JC, Choi YC. Recrescimento do pêlo do couro cabeludo humano enxertado após a remoção do bulbo. Dermatol Surg. **1995** Abr;21(4):312-3.

Antecedentes: A região do bulbar do folículo piloso contém a papila dérmica, o componente epitelial germinativo do cabelo, e melanócitos activos. Assim, assumiu-se que a região do bulbar desempenha um papel central no crescimento, diferenciação e pigmentação do pêlo.
Objectivo: Avaliar a capacidade regenerativa do cabelo humano.
Métodos: Os folículos capilares anagénicos individuais foram isolados do couro cabeludo occipital e enxertados na perna após a remoção do bolbo.
Resultados: Os enxertos de folículos dos quais o bulbo e a papila completa foram excisados regeneraram novas papilas e cresceram novos pêlos pigmentados.

7. Bernstein RM, Rassman WR Transplante folicular: avaliação do paciente e planeamento cirúrgico. Dermatol Surg **1997**, 23: 771-784.
Antecedentes: O transplante folicular é um método de cirurgia de restauração capilar que utiliza cabelos nos seus grupos naturais denominados unidades foliculares. Ao utilizar a unidade folicular exclusivamente no transplante, o cirurgião pode mover grandes quantidades de implantes numa única sessão para completar a restauração capilar no menor número de sessões possível.
Objectivo: Rever brevemente as características salientes do transplante folicular, discutir como o paciente deve ser avaliado para o procedimento de transplante folicular, e fornecer directrizes para o planeamento da primeira sessão de transplante e subsequentes sessões de transplante. Este documento irá examinar: 1) formas de antecipar a futura queda de cabelo, 2) como avaliar as reservas de doadores, 3) o que pode ser realizado numa única sessão de transplante, 4) como planear as sessões subsequentes, e 5) como gerir o paciente com alopecia androgénica difusa.
Métodos: O transplante folicular é realizado de acordo com técnicas detalhadas numa publicação anterior (Bernstein et al. Int J Aesthet Rest Surg 1995;3:119-32).

Resultados: Excelentes resultados cosméticos podem ser alcançados quando há uma atenção meticulosa ao transplante de unidades foliculares intactas, quando a extensão do enfardamento é avaliada com precisão, e quando a natureza finita do fornecimento do doador é respeitada.

Conclusões: Devido ao seu pequeno tamanho "fisiológico", os implantes foliculares permitem ao cirurgião transplantar grandes números numa única sessão. O transplante folicular aumentará grandemente os benefícios do procedimento de restauração capilar quando o paciente for cuidadosamente avaliado e quando o procedimento for realizado após cuidadoso planeamento a curto e longo prazo.

8. Rassman WR, Bernstein RM. Carrossel Implantador de Cabelo de Fogo Rápido: Um Novo Instrumento Cirúrgico para a Automatização do Transplante Capilar. Cirurgia Dermatológica **1998**, 24: 623-627.

Antecedentes: À medida que o transplante capilar evoluiu para um procedimento em que um grande número de enxertos muito pequenos são movimentados numa única sessão, novos problemas surgiram. Estes incluem maiores requisitos de pessoal, maior tempo de operação, dificuldades técnicas adicionais, e problemas crescentes com o controlo de qualidade.

Objectivo: Introduzir um novo instrumento cirúrgico, o carrossel de implante capilar de fogo rápido (carrossel), que pode automatizar as partes mais trabalhosas do processo de transplante capilar, criação do local e colocação do implante, combinando-as numa única etapa e entregando-as em sequência rápida. Esta instrumentação deve ajudar a minimizar alguns dos factores humanos que contribuem para a lesão do enxerto e a simplificar e aumentar a velocidade do procedimento de transplante capilar.

Métodos: Num paciente com um padrão de careca norwood iiia, 400 implantes foliculares foram colocados numa secção específica do couro cabeludo careca. O restante do couro cabeludo foi transplantado com 800 implantes foliculares colocados da forma tradicional. As duas áreas foram monitorizadas e comparadas para hemorragia intra-operatória, facilidade de colocação, tempo total de colocação, cura pós-operatória, e crescimento do cabelo. A documentação fotográfica foi obtida após a cirurgia e em cada visita pós-operatória.

Resultados: O carrossel produziu visualmente menos hemorragia quando comparado com a abordagem manual. O carrossel foi mais fácil de utilizar do que a técnica manual, uma vez que eliminou a inserção de enxertos como uma etapa separada. Isto foi evidenciado pelo tempo significativamente mais curto necessário para inserir os implantes (40 enxertos/minuto com o carrossel vs 6,6 enxertos/minuto manualmente) e pela menor necessidade de manipulação secundária uma vez inseridos os enxertos. A cura pós-operatória dos dois grupos foi a mesma no que respeita à duração da crostas e eritema. A taxa de crescimento do cabelo e a quantidade total de cabelo observada aos 4 meses foram as mesmas quando se compararam áreas de tamanho idêntico nos lados de teste e de controlo.

Conclusão: Neste estudo-piloto de um único paciente, o carrossel facilitou grandemente a colocação de enxertos, diminuindo a hemorragia e obviando o passo extra necessário para a inserção dos implantes. Como resultado, o tempo operatório total diminuiu, encurtando o tempo em que os enxertos estavam fora do corpo, e diminuindo o risco de dessecação e aquecimento. Ao minimizar o factor humano nesta parte de trabalho intensivo do procedimento, a qualidade do transplante capilar deverá aumentar. Prevê-se que estes benefícios resultarão num aumento do rendimento capilar. São necessários mais estudos, num grupo maior de pacientes, para que estes benefícios possam ser demonstrados.

9. Sadick NS, deputado branco. Transplante capilar básico: 2007. Terapia Dermatológica, Vol. 20, **2007**, 436-447.

A forma mais comum de queda de cabelo é a alopecia androgénica que afecta pelo menos metade da população masculina aos 50 anos de idade, especula-se que seja causada por uma alteração no equilíbrio das hormonas androgénicas. A queda de cabelo masculina ocorre num padrão característico de diminuição do crescimento do cabelo, onde o cabelo se torna progressivamente mais fino, menos pigmentado, cessando completamente o crescimento, para depois se desalojar do couro cabeludo. A perda de cabelo para alguns pacientes é uma questão séria que pode ter um impacto social e psicológico na sua vida. A restauração e o transplante capilar têm o potencial de fornecer uma solução para este problema; contudo, não é eficaz para todos os pacientes. Este artigo de revisão analisa as técnicas de transplante capilar do passado e estudos que forneceram a base para os procedimentos actuais e novas investigações sobre como direccionar os resultados bem sucedidos.

10. Dinh HV, Sinclair R, Martinick J. Repigmentação capilar a longo prazo após um transplante de cabelo para alopecia cicatrizante frontal. Australasian Journal of Dermatology **2007**, 48, 236-238.

Uma mulher de 57 anos de idade desenvolveu repigmentação de pêlos brancos de dadores 9 meses após ter sido submetida a transplante capilar para uma área de alopecia cicatrizante frontal presente desde a infância. Os pêlos permaneceram repigmentados mais de 2 anos após o transplante. Os autores discutem possíveis mecanismos subjacentes à repigmentação folicular a longo prazo de pêlos brancos.

11. Poswal A, Bhutia S, Mehta R. Quando o FUE corre mal! Índio J Dermatol **2011**;56:517-519

A extracção de unidades foliculares (FUE) é um método aceite de extracção de enxertos de unidades foliculares individuais para cirurgia de transplante de cabelo. Uma vez que os folículos são colhidos da parte de trás do couro cabeludo com pequenos golpes que resultam em cicatrizes mínimas, ganhou rápida aceitação entre os pacientes. No entanto, é necessário ter o devido cuidado ao realizar a FUE. A FUE não deve ser confundida com os métodos mais antigos de extracção de tampões de pele que suportam o cabelo. A falta da devida diligência durante a realização de tais extracções pode levar à subluxação dos enxertos para a camada subdérmica do couro cabeludo. A sobretumescência da área doadora do couro cabeludo, o uso de punções rombas e a tentativa de "DQ"core"DQ" para fora da espessura total dos enxertos podem todos contribuir para isso. Os casos seguintes ilustram algumas armadilhas a evitar durante a realização de FUE e as consequências adversas caso ocorram.

12. Sarangal R, Yadav S, Dogra S. Transplante capilar para cicatrizes de acne: uma abordagem inovadora. J Cosmet Dermatol **2012**, 11, 158-161.

A cicatrização Postacne é uma entidade comum que afecta os doentes tanto física como psicologicamente. O tratamento da cicatrização facial raramente é um processo mono-dimensional. Existem várias modalidades de tratamento, desde a subcisão mais barata, técnicas de punção e excisão até técnicas dispendiosas de ressurfacing a laser. O tratamento de cicatrizes pós-cne num caso particular tem de ser individualizado, tendo em consideração muitos factores como idade, sexo, tipos de cicatrizes, tipo de pele Fitzpatrick, e estatuto sócio-económico do paciente. Neste artigo, os autores descrevem um método inovador de simplesmente fazer transplantes capilares em cicatrizes de acne, tornando-as assim menos visíveis e cosmeticamente bem aceitáveis para o paciente.

13. Chiang YZ, Tosti A, Chaudhry IH, et al. Lichen planopilaris após transplante capilar e cirurgia de lifting facial. Br J Dermatol **2012**; 166: 666–670.

Os procedimentos cirúrgicos cosméticos, incluindo o transplante de cabelo e a cirurgia de lifting facial, estão a tornar-se cada vez mais populares. No entanto, há muito pouca informação sobre o desenvolvimento associado de condições dermatológicas na sequência destes procedimentos. O líquen planopilaris (LPP) é uma doença inflamatória capilar incomum de etiologia desconhecida que resulta em alopecia permanente e substituição dos folículos capilares por tecido fibroso tipo cicatriz. A alopecia fibrosante frontal (FFA), uma variante do LPP, envolve a linha frontal do cabelo e partilha conclusões histológicas semelhantes às do LPP. Os autores relatam 10 pacientes que desenvolveram LPP /FFA após cirurgia estética do couro cabeludo. Sete pacientes desenvolveram LPP após transplante capilar, e três pacientes desenvolveram FFA após cirurgia plástica do couro cabeludo. Em todos os casos não houve historial prévio de LPP ou FFA. Actualmente não existem provas que liguem os procedimentos de transplante capilar e cirurgia plástica de lifting facial ao LPP e ao FFA, respectivamente. Esta é a primeira série de casos a descrever esta ligação e a postular os possíveis processos patológicos subjacentes à observação clínica. As explicações incluem o fenómeno de Koebner induzido por trauma cirúrgico, um processo auto-imune que visa um antigénio do folículo piloso (ainda desconhecido) libertado durante a cirurgia ou talvez um meio pró-inflamatório pós-cirúrgico induzindo o colapso do privilégio imunitário do folículo piloso e danos foliculares em indivíduos susceptíveis.

14. Bhatti HA, Basra MKA, Patel GK. Abordagens de restauração capilar para alopecia androgénica masculina de início precoce. J Cosmet Dermatol. **2013**; 12, 223—231.

A sociedade coloca grande ênfase na presença de cabelo. Algum grau de queda de cabelo é aceite como parte normal do processo de envelhecimento, em linha com a observação de que mais de 50% dos homens desenvolverão alopecia androgenética até aos 50 anos de idade. No entanto, é possível compreender o isolamento psicossocial e o sofrimento sentido por homens com uma forte predisposição familiar para a alopecia androgenética, que tendem a apresentar queda de cabelo no final da adolescência ou na casa dos vinte anos. Existem actualmente dois medicamentos que foram licenciados para o tratamento da alopecia androgenética masculina: finasterida oral e solução tópica de minoxidil, que são eficazes até certo ponto. Além disso, ao interromper o tratamento, qualquer ganho que tenha sido alcançado é rapidamente perdido. A que se junta todo um mercado de produtos não comprovados no balcão: publicitados nos meios electrónicos, salões de cabeleireiro locais, e várias lojas de departamento. Nesta revisão, os autores destacam os importantes avanços na gestão da alopecia androgenética masculina com ênfase nas abordagens que podem levar a uma restauração capilar mais bem sucedida e a longo prazo para jovens adultos. Em particular, discutem as provas que apoiam a utilização da técnica de enxerto da unidade folicular em conjunto com o tratamento médico, antes e depois do procedimento. Além disso, foram brevemente mencionadas algumas outras alterações a esta técnica de restauração capilar mais popular. Como resultado, pacientes e médicos parecem igualmente satisfeitos com este procedimento pelos seus resultados de aspecto natural, que são cosmeticamente mais aceitáveis e esteticamente agradáveis por um período de tempo mais longo.

15. Sethi P, Bansal A. Transplante directo de cabelo: Uma técnica de extracção de unidades foliculares modificadas. J Cutan Aesthet Surg **2013**;6:100-5.

Antecedentes: No transplante capilar, a taxa de sobrevivência dos enxertos colhidos depende de muitos factores como a manutenção da hidratação, temperatura fria, manipulação mecânica reduzida e assepsia. Todos estes factores são favoravelmente melhorados se o tempo fora do corpo for significativamente reduzido. Os autores tentaram uma modificação chamada transplante capilar directo na técnica de extracção da unidade folicular existente, na qual os enxertos da unidade folicular são implantados assim que são colhidos. Neste artigo, eles descreveram a metodologia detalhada e uma série de 29 pacientes que foram submetidos a transplante capilar directo.

Objectivo: Avaliar a eficácia e viabilidade do transplante capilar directo.

Temas e Métodos: Os pacientes dispostos a submeter-se ao transplante capilar pela técnica de extracção da unidade folicular foram inscritos para a cirurgia. Após a administração de anestesia local, foram criados os locais receptores. Posteriormente, os processos de marcação da pele com um punção motorizado, extracção de enxertos e implantação foram realizados em simultâneo. Estes pacientes foram acompanhados para procurar o período de tempo de início do crescimento do cabelo, o crescimento alcançado no final de 6-8 meses e quaisquer eventos adversos. Os resultados dos pacientes com melhorias notáveis nas fotografias e redução do grau de calvície foram tomados como 'bons', enquanto que, noutros pacientes, foram classificados como 'pobres'. Resultados: Todos os pacientes eram do sexo masculino com idades compreendidas entre 21 e 66 anos (mediana de 30 anos). Vinte e seis pacientes tinham alopecia androgenética, 1 paciente tinha alopecia de tracção e 2 pacientes tinham alopecia cicatrizante. Vinte e sete pacientes apresentaram resultados "bons", enquanto 2 pacientes apresentaram resultados "maus".

Conclusão: O transplante directo de cabelo é uma modificação simples e viável na técnica de extracção da unidade folicular. É uma modalidade de tratamento cirúrgico eficaz para a calvície.

16. Rassman W, Pak J, Kim J. Extracção da Unidade Folicular: Evolução de uma Tecnologia. J Transplant Technol Res 2016, 6:2:158.

O transplante capilar por unidade folicular (FUE) começou como uma oferta clínica em 2002. Desde essa altura, esta cirurgia de transplante capilar minimamente invasiva cresceu para uma dimensão de mercado de aproximadamente $1,2 mil milhões anuais (48,5% do total do negócio de transplante capilar a nível mundial) e continua a crescer rapidamente. Este crescimento é impulsionado por uma rápida expansão do grupo de fornecedores. Novos médicos, anteriormente não pertencentes ao ramo, têm entrado no campo e trazem consigo novos pacientes das suas próprias populações de pacientes. Os problemas com que se deparam são semelhantes aos desafios históricos que são delineados neste artigo actualizado pela instrumentação mais recente que tem evoluído desde 2002. Surgiram organizações de serviços onde não profissionais estão a realizar a cirurgia para médicos incapazes de o fazer. Este artigo resume a evolução da tecnologia FUE, que não tem seguido os novos procedimentos cirúrgicos tecnológicos tradicionais para a formação de novos médicos.

A inovação dos médicos tornou-se crítica na divulgação da FUE e muitos médicos anteriormente no terreno têm tido dificuldade em acompanhar. A ideia de uma tecnologia FUE minimamente invasiva parece assumir um 'aire' favorável para potenciais pacientes e para aqueles que até agora nunca teriam considerado fazer um transplante capilar está agora a avançar. Os autores acreditam que mudanças significativas e contínuas na tecnologia são um resultado inevitável tanto do aumento do número de fornecedores como da procura destes serviços. A FUE também mudou a reserva de mão-de-obra. Os autores tentaram delinear as mudanças técnicas que afectam tanto o trabalho como a entrega de um resultado de melhor qualidade, desde que os médicos que se juntam a esta oportunidade recebam a formação adequada que necessitam. O treino adequado, infelizmente, parece ter ficado para trás, uma vez que os incentivos financeiros para o médico colocaram a carroça à frente dos bois.

17. Umar S. Body Hair Transplant by Follicular Unit Extraction: A minha experiência com 122 Pacientes. Aesthetic Surgery Journal **2016**, Vol 36(10) 1101-1110

Antecedentes: As hastes de pêlos corporais da barba, tronco e extremidades podem ser usadas para tratar a calvície quando os pacientes têm quantidades inadequadas de pêlos doadores de couro cabeludo, mas os relatos na literatura sobre o uso de pêlos corporais para tratar a calvície estão confinados aos relatos de casos.

Objectivos: Este estudo visava avaliar o resultado dos pêlos do corpo transplantados para áreas calvas do couro cabeludo em pacientes seleccionados.

Métodos: De 2005 a 2011, 122 pacientes pré-seleccionados para cabelo corporal adequado tiveram o cabelo doador transplantado da barba, tronco e extremidades para o couro cabeludo por extracção da unidade folicular (FUE) pelo autor num único centro. Todos os pacientes foram submetidos a inquéritos por correio electrónico para avaliar os resultados cirúrgicos e a satisfação geral.

Resultados: Setenta e nove pacientes (64,8%) responderam com um tempo médio de 2,9 anos entre a data da última cirurgia e o momento do inquérito. Os pacientes ficaram geralmente muito satisfeitos com os resultados do seu procedimento, dando resultados médios de pelo menos 7,8 numa escala de 0 a 10 para o seu estado de cicatrização, crescimento do cabelo nas áreas receptoras, e satisfação geral com as suas cirurgias. Estas pontuações eram comparáveis às pontuações médias fornecidas pelos pacientes cujos transplantes incluíam fontes doadoras de couro cabeludo.

Conclusões: A utilização de pêlos do corpo pode ser um método eficaz de transplante capilar para uma população seleccionada de doentes hirsutistas que sofrem de calvície grave ou têm uma reserva inadequada de dadores para o couro cabeludo.

18. Gharwade CR. Técnica inovadora de colheita de folículos capilares modificados com elevador de couro cabeludo de rake invertido para área doadora occipital inferior em transplante de cabelo de extracção de unidades foliculares. J Plast Surg **2016** da Índia; 49:390-6.

A extracção de unidades foliculares (FUE) é uma das técnicas de colheita folicular minimamente invasiva amplamente praticadas durante o transplante de cabelo. A técnica FUE tem a vantagem de utilizar a área occipital inferior e a região supra-auricular como uma área doadora segura descrita por Unger, para além da área doadora occipital padrão utilizada no método de tira (transplante de unidades foliculares). Apesar das suas potenciais vantagens, tais como recuperação rápida, cicatrização mínima e redução da dor pós-operatória; a sua aceitação generalizada é limitada devido a vários factores de contribuição variável, como curva de aprendizagem mais acentuada e taxas de transecção folicular potencialmente mais elevadas (FTRs). Os principais inconvenientes práticos na colheita de FUE da região doadora occipital inferior que se situa abaixo da área doadora padrão, é o seu ângulo agudo (10°-15°) de cabelo emergente da pele do couro cabeludo, ângulo de variação mais elevado (15°-35°) entre os cabelos abaixo da pele e o ângulo de saída do cabelo acima da pele e comparativamente solto do couro cabeludo, evitando fornecer uma plataforma estável para perfuração. O cirurgião de transplante capilar enfrenta dificuldades em alinhar e envolver o punção em FUE, levando a uma taxa muito elevada de transecção de folículos capilares e, portanto, não é um local preferido para a colheita de folículos em FUE. A descrição dos autores da técnica modificada utilizando o elevador de couro cabeludo de rake invertido ajuda a negar o ângulo agudo de saída dos folículos capilares da pele do couro cabeludo e a reduzir o ângulo de variação entre o cabelo emergente e o cabelo abaixo da pele na região occipital inferior, reduzindo assim o FTR. Além disso, uma vantagem adicional de reduzir o tempo operatório global e a fadiga do cirurgião, melhorar a cicatrização da área doadora, disponibilidade de uma área doadora comparativamente maior, o que aumenta a confiança dos principiantes. Este método será de ajuda, uma vez que é fácil de duplicar e seguir pelos cirurgiões de transplante capilar principiantes e também para aqueles que estão rotineiramente a fazer mega sessões de transplante capilar.

19. Chan D, Ducic Y. An Update on Hair Restoration. J Aesthet Reconstruir Surg. **2016**, 1:1.
A terapia de restauração capilar evoluiu significativamente ao longo das últimas décadas. Resultados esteticamente agradáveis e naturais são alcançados com técnicas modernas que utilizam a transferência de unidades foliculares. Embora o conceito permaneça o mesmo, foram desenvolvidas várias técnicas para a colheita de unidades foliculares de forma segura e fiável. Aqui, revemos algumas das técnicas de obtenção de unidades foliculares para transplante, tratamento médico da alopecia androgenética, e futuras direcções na terapia de restauração capilar.

20. Zontos G, Williams KL, Nikiforidis G. Minimização dos danos na área doadora na extracção de unidades foliculares (FUE) de colheita. J Cosmet Dermatol, **2016**; 16, 61--69
Antecedentes: A Extracção da Unidade Folicular (FUE) é considerada como um procedimento minimamente invasivo, e a lesão da área doadora causada por um golpe brusco pode resultar em fibrose dérmica e hipopigmentação clinicamente observada.
Objectivo: Avaliar com processamento de imagem avançado a eficácia da utilização de 0,9% de soro fisiológico normal para minimizar a lesão da área doadora na colheita de dadores FUE.
Pacientes e métodos: O termo extracção aguda (AE) é utilizado para descrever a técnica de colheita do doador, em que uma unidade folicular (FU) é removida com um punção que é alinhado paralelamente com o ângulo de saída do folículo piloso. O termo extracção vertical (VE) descreve a técnica em que uma FU é removida da mesma forma, mas a soro fisiológico normal é injectado por via intradérmica antes da colheita, sendo o punção perpendicular à pele. Trinta e cinco pacientes foram seleccionados para este estudo para aplicar ambas as técnicas de colheita e depois para comparar as diferenças no tamanho da superfície da ferida e na massa da pele removida pelo punção.
Resultados: Foi registada uma redução significativa dos valores médios da superfície da ferida e da massa da pele na extracção vertical em comparação com os da extracção aguda.
Conclusão: A injecção de soro fisiológico normal antes da colheita provou ser muito eficiente na minimização de lesões cutâneas na colheita de FUE.

21. Eustace K, Jolliffe V, Sahota A, Gholam K. Infecção cutânea por abcesso de micobactérias após transplante capilar. Clin Experimen Dermatol **2016**, 41, pp768-770.

Um homem de 28 anos apresentou uma história de 10 dias de nódulos no couro cabeludo. Ele tinha sido submetido a transplante capilar 2 meses antes. A incisão e drenagem de um dos nódulos produziu material gelatinoso, que foi enviado para microscopia e cultura, incluindo cultura a baixa temperatura. Após 2 semanas de incubação, a cultura do nódulo produziu bacilos com ácido e álcool, que foram identificados como Mycobacterium abscessus, uma micobactéria de crescimento rápido e não tuberculoso, que foi relatada como causadora de infecções cutâneas, de tecidos moles e respiratórias após trauma, cirurgia ou injecção com agulhas não estéreis. É portanto necessário um alto índice de suspeita nos pacientes que apresentam infecções cutâneas após procedimentos dermatológicos cosméticos, incluindo transplantes capilares.

22. Park JH, et al. Avaliação do diâmetro do cabelo em diferentes regiões da área doadora segura em populações asiáticas. International Journal of Dermatology **2017**, 56, 784-787.

Antecedentes: Há pouca informação sobre como as diferenças de diâmetro do cabelo diferem dentro da área doadora segura. Pode ser necessário um cabelo mais grosso ou mais fino, dependendo da área receptora, do desenho da linha do cabelo e do objectivo cirúrgico.

Métodos: Foram avaliados 38 sujeitos não alopecicos (19 machos e 19 fêmeas). A área doadora segura foi definida como a área contida num raio de 28 cm desde o plano horizontal da borda superior da borda do cabelo até à linha vertical do meato acústico externo bilateral. Foram definidas sete zonas a partir de 2 cm de cada lado (4 cm bilaterais) desde o meio do occipício até ao lado temporal. Os diâmetros de 10 cabelos de anágeno seleccionados aleatoriamente foram medidos a partir de cada uma das sete zonas.

Resultados: Os resultados mostraram diferenças significativas no diâmetro do cabelo por zona entre machos e fêmeas ($P < 0,0001$). Em geral, o diâmetro do pêlo tendeu a diminuir da zona 3 para a 7.

Conclusão: Os resultados sugerem que áreas doadoras seguras entre as zonas 4 e 7 poderiam ser úteis para cirurgias específicas de transplante capilar que requerem cabelos mais finos, tais como sobrancelhas, cílios, e cirurgia de correcção da linha do cabelo feminino, enquanto que cabelos das zonas 1-3 poderiam ser mais úteis para aqueles que requerem cabelos mais espessos, tais como queda de cabelo de padrão masculino e feminino. Os dados poderiam ser clinicamente valiosos para o planeamento da cirurgia de transplante capilar e para a escolha da região doadora mais adequada.

23. Ahmad M. Uma nova classificação prática para a distribuição espacial e morfologia do cabelo humano: A classificação de Ahmad LGMA. J Cosmet Dermatol. **2017**;00:1–4.
Antecedentes: O cabelo humano é uma estrutura complexa com uma diversidade em si mesma. Há uma grande variação na distribuição e disposição espacial dos cabelos.
Métodos: A classificação actual foi desenvolvida com base em fotografias de alta resolução do couro cabeludo humano adulto.
Resultados: Sobre a observação, a nova classificação consistiu em 4 categorias.
Conclusões: Ajudará os cirurgiões e dermatologistas da restauração capilar a identificar os vários padrões e também a ajudar a decidir o tamanho adequado do punção em FUE.

24. Park JH, You SH. Vários Tipos de Traumatismos Menores aos Folículos Capilares Durante a Extracção da Unidade Folicular para Transplante Capilar. Plast Reconstrução do Globo de Surgimento Aberto **2017**;5:e1260.
Antecedentes: Ao realizar a extracção da unidade folicular (FUE), é provável que ocorram vários tipos de traumatismos foliculares menores não aparentes durante a cirurgia da tira da unidade folicular. No entanto, nenhum estudo examinou tais danos.
Métodos: No total, 100 enxertos foram seleccionados aleatoriamente de cada um de 42 pacientes que foram submetidos a FUE com um soco de 1 mm de diâmetro afiado. Foi utilizada uma lupa ×5,5 e um microscópio binocular ×60. Foram avaliadas a taxa de transecção (TR), o paring, as fracturas e danos nas áreas da papila dérmica (DP), e a lesão parcial do bolbo capilar.
Resultados: A observação com a lupa revelou um TR médio de 7,40%, e 4,31, 1,90, 1,52, e 0,43 folículos capilares por cada 100 enxertos exibidos, fractura, DP lesão parcial, e bulbo capilar lesão parcial, respectivamente. Foi observada uma média de 9,21 cabelos telogénicos. O exame microscópico revelou uma TR de 6,34%, e 9,07, 1,95, 0,79, e 1,24 folículos capilares por cada 100 enxertos exibiam, respectivamente, lesão

parcial, fractura, lesão parcial da DP, e lesão parcial do bolbo capilar. Foi observada uma média de 16,62 cabelos telogénicos.

Conclusões: Vários tipos de danos menores nos folículos pilosos ocorrem durante a FUE, como demonstrado pelo exame microscópico e lupa dos enxertos. Especialmente as lesões em aparas e bolbos capilares eram mais aparentes sob exame microscópico. Estas lesões menores do folículo piloso devem ser consideradas na escolha do método operatório ou das técnicas cirúrgicas.

25. Navarro RM, Pino A, Martinez AM, et al. O efeito do plasma rico em factores de crescimento combinado com a cirurgia de extracção de unidades foliculares para o tratamento da queda de cabelo: Um estudo piloto. J Cosmet Dermatol. **2017**; 00:1–12.

Antecedentes: A cirurgia de transplante capilar utilizando a técnica de extracção da unidade folicular (FUE) é um procedimento cirúrgico comum para o tratamento da queda de cabelo grave. Os factores de crescimento autólogos derivados do sangue também provaram promover a regeneração capilar em pacientes com diferentes tipos de alopecia.

Objectivos: O objectivo deste estudo era avaliar a segurança e eficácia clínica da tecnologia de plasma rico em factores de crescimento (PRGF) como terapia adjuvante da cirurgia FUE em pacientes afectados pela queda do cabelo.

Métodos: O potencial biológico do PRGF foi primeiramente avaliado in vitro sobre a matriz germinal folicular e as células da papila dérmica. Posteriormente, quinze pacientes foram submetidos a procedimento FUE de rotina enquanto 15 pacientes foram submetidos a terapia FUE+PRGF. O grupo PRGF incluiu injecções intradérmicas de factores de crescimento e preservação da unidade de transferência folicular (FTU) num coágulo de fibrina autóloga. Foi avaliada a satisfação dos pacientes pós-cirúrgicos e a melhoria clínica, e foram analisados histomorfometricamente os enxertos de cabelo PRGF ou preservados com sal.

Resultados: A proliferação e migração de células foliculares foi induzida após tratamento de factores de crescimento autólogos. As FTUs preservadas com PRGF apresentaram sinais de bioactividade mais elevados e melhoraram a integridade das estruturas perifoliculares e proteínas de matriz extracelular, tais como fibras de colagénio e elásticas. A PRGF não só reduziu o período pós-cirúrgico de cicatrização da crosta e fixação do cabelo, como também diminuiu a dor inflamatória e a sensação de prurido.

Conclusões: Estes dados preliminares demonstram que a PRGF é capaz de minimizar a perda folicular pós-cirúrgica e potenciar o desempenho dos pêlos enxertados. O coágulo de fibrina não só actua como uma barreira protectora contra factores ambientais, mas também fornece um andaime biologicamente activo que induz a proliferação celular residente e mantém uma integridade óptima dos pêlos enxertados.

26. Garg S, Kumar A, Tuknayat A, Thami GP. Extensivos quelóides de local de doação em transplante de cabelo de unidade folicular. Int J Trichol **2017**; 9:127-9.

O transplante capilar, geralmente considerado como uma modalidade cirúrgica segura para o tratamento da alopecia androgenética, não está isento dos seus riscos e complicações potenciais. É discutido um caso de uma formação extensa de quelóide no local doador após a extracção da unidade folicular. Os cirurgiões de transplante capilar devem estar conscientes desta complicação potencial significativa, especialmente em pacientes com tendências queloidais anteriores, para evitar resultados tão desastrosos.

27. Y. Kasai et al. Transplante bem sucedido de cabelo de extracção de unidades foliculares para área calva após enxerto de pele. JPRAS Aberto 13. **2017**: 71-76.

A cirurgia de transplante capilar é uma modalidade de tratamento útil para pacientes com queda de cabelo masculina e estudos recentes têm demonstrado a sua utilidade na queda de cabelo cicatrizada. Neste caso, um homem de 60 anos foi submetido a uma cirurgia de transplante de cabelo para a restauração de uma área calva a partir da ressecção de um tumor maligno do couro cabeludo, seguido de enxerto de pele com fracturas. Aqui, os autores relatam um resultado favorável da cirurgia de transplante de cabelo usando o método de extracção da unidade folicular (FUE). Devido a uma hemodinâmica incerta no leito do enxerto, foi realizada uma cirurgia preliminar com 100 enxertos para verificar a enxertia de todos os 100 enxertos. Em seguida, foram transplantados 1330 enxertos na restante região calva, produzindo resultados satisfatórios. Como demonstrado neste caso, um transplante capilar bem sucedido pode ser conseguido em locais de enxerto de pele de espessura fendida, prestando cuidadosa atenção à hemodinâmica no local receptor. A FUE é minimamente invasiva com a formação de uma pequena cicatriz no local doador, sendo assim uma modalidade de tratamento útil para vários tipos de queda de cabelo.

28. Rassman W, Pak J, Kim J. Combinando Extracção de Unidade Folicular e Micropigmentação do Escalpo para o Tratamento Cosmético das Alopecias. Plast Reconstrução do Globo de Surgimento Aberto **2017**; 5:e1420.

Duas modalidades relativamente novas, a extracção da unidade folicular (FUE) e a micropigmentação do couro cabeludo alteraram o tratamento da queda capilar, para reduzir o número de procedimentos e os custos totais do processo de restauração capilar. Estas 2 modalidades aumentam uma à outra no tratamento de pacientes com cabelo desbastado e calvície. A explosão dos procedimentos FUE (que reflectiu 52,6% dos procedimentos de transplante capilar realizados em 2016, contra 48,5%) e o aparecimento de cada vez mais novos médicos que oferecem tecnologias de restauração capilar empregando FUE causaram um crescimento anual de 20% nesta indústria ao longo dos últimos anos. Este artigo analisa o uso de FUE e micropigmentação do couro cabeludo quando usado em combinação.

29. Feily A e Feily A. A utilização do método Feily preveniu a necrose do couro cabeludo em três pacientes inclinados para a necrose do recipiente do couro cabeludo; o que há de novo na prevenção da necrose do couro cabeludo? Terapia Dermatológica **2017**;30:e12417.

As complicações graves decorrentes da restauração cirúrgica do cabelo são relativamente incomuns depois de uma cirurgia bem executada e bem planeada por técnicas cirúrgicas habilidosas, boa comunicação, e acompanhamento pós-operatório. As complicações cirúrgicas são frequentemente categorizadas como as que ocorrem no local doador e no local receptor. Neste artigo, entre as complicações da área receptora, os autores concentraram-se na necrose da área receptora que surge quando um número crescente de enxertos receptores é utilizado e ocorre a desvascularização do couro cabeludo como resultado da grande área da ferida devido à densa divisão da pele receptora em embalagens. Recentemente, Feily et al. explicaram um método interessante para prevenir o desenvolvimento de necrose da área receptora na sequência de um procedimento de transplante capilar. Aqui relataram três casos de transplante capilar denso usando o método Feilys que, após o corte, se perturbaram por áreas escuras invulgares de longa duração no couro cabeludo e necessitam de mais de 24 horas de paciência para a prevenção da necrose do couro cabeludo.

30. Mohmand MH, Ahmad M. Efeito da Extracção da Unidade Folicular na Área doadora. Mundo J Plast Surg **2018**;7(2):193-197

Antecedentes: A cirurgia de restauração capilar é um dos procedimentos de cirurgia estética mais comumente realizados nos homens. O principal objectivo do estudo era conhecer o efeito da extracção da unidade folicular (FUE) na área doadora em termos de massa/densidade capilar.

Métodos: Foram incluídos dez pacientes masculinos submetidos a restauração capilar pela FUE. Em cada paciente, dez caixas de 1 cm2 cada uma foram marcadas. A primeira caixa foi marcada na linha média e a segunda e terceira caixas foram marcadas a cerca de 3 cm da linha média. Outras duas caixas, cada uma de 1 cm2, foram também marcadas à distância de 3 cm. Duas caixas de 1 cm2 foram marcadas de ambos os lados. A extracção foi realizada com um punção de 0,9 mm. O número de cabelos extraídos foi contado.

Resultados: A idade média dos pacientes foi de 31,7 anos. A contagem média de cabelo na área doadora foi de 154,76 cabelos por cm2. A contagem de cabelo extraído era de 54,85 cabelos por cm2, o que representava cerca de 35,44% da densidade total de doadores (variação: 28,9-42,8%). A proporção do enxerto de cabelo nas unidades foliculares extraídas foi de 1:2,3 (intervalo: 1:1,65-1:2,75).

Conclusão: Como a densidade dos doadores varia, a FUE deve ser executada com cautela.

31. Kumar AV, Parthasaradhi A. Técnica de extracção da unidade folicular no tratamento do vitiligo estável com leucotrichia. J Dermatol Dermatol Surg **2018**;22:72-4.

Antecedentes: Existem várias modalidades cirúrgicas para repigmentar manchas de vitiligo, e a extracção da unidade folicular (FUE) é uma delas. Este procedimento baseia-se no conceito da presença de células estaminais indiferenciadas no folículo piloso que são uma fonte muito boa de melanócitos. Estes melanócitos espalham-se pela pele circundante e repigmentam a epiderme.

Materiais e Métodos: Três casos com poucas lesões de vitiligo estável sobre áreas não glabrosas foram tratados com enxertos de unidades foliculares usando o método FUE. A repigmentação nas manchas de vitiligo foi avaliada por análise subjectiva.

Resultados: A repigmentação foi perceptível em todos os casos com uma duração média de 3 semanas. Foi observada uma repigmentação quase completa em todos os casos, com uma duração média de 7,3 semanas. Conclusão: A FUE parece ser um método eficaz no tratamento de manchas de vitiligo com leucotrichia.

32. Garg AK, Garg S. Colheita dos doadores: Excisão da unidade folicular. J Cutan Aesthet Surg **2018**;11:195-201.

A excisão FUE ou unidade folicular é um dos métodos para a colheita de folículos capilares em transplante capilar. FUE envolve a colheita de pêlos da área doadora, sob anestesia local que é mais frequentemente o couro cabeludo mas ocasionalmente barba, peito e outras partes do corpo, usando um punção circular inferior a um mm, montado numa pega manual ou num dispositivo manual motorizado ou mais recentemente num dispositivo robótico. O primeiro transplante de cabelo foi feito pelo Dr. Shoji Okuda em 1937. O termo "extracção da unidade folicular" foi cunhado por William Rassman em 2002. A era moderna da FUE começa com o trabalho de vários cirurgiões Woods, Rassman, Cole, Harris e Rose. A FUE passou por várias fases de desenvolvimento, desde o manual até ao motorizado e contundente até ao trompete afiado e serrilhado e aos socos de queimadura. Agora, o uso do robô em FUE com extracção e incisão também está em uso.em 2017, o comité de nomenclatura liderado por Parsa Mohebi do ISHRS, recomendou o termo "FOLLICULAR UNIT EXCISION" é mais apropriado, pois explica as duas etapas do processo: a incisão e extracção e a incisão é feita por um médico. A FUE é um procedimento de cirurgião que consome muito tempo, com uma longa curva de aprendizagem. A utilização de dispositivo motorizado e de punções afiadas ajudou certamente a aumentar a velocidade de uma mão experiente. O método FUE de transplante capilar é o procedimento mais exigente. Se feito correctamente é um procedimento seguro. com a experiência, a utilização de um instrumento de melhor qualidade, as desvantagens de FUE como a transecção podem ser reduzidas. As informações acima foram recolhidas de vários artigos publicados em revistas e livros de texto autênticos.

33. Richardson S, Khandeparker R, Krishna S. Moustache restauração usando a técnica de extracção da unidade folicular para a reparação estética da alopecia prolabial em pacientes adultos do sexo masculino com lábio

leporino fendido bilateral reparado: Um relatório inicial em oito pacientes. J Cleft Lip Palate Craniofac Anomal **2018**;5:52-5.

A alopecia prolabial é uma característica inerente aos casos de lábio leporino fendido bilateral, ocorrendo em vários graus, que se agrava após a reparação do lábio fendido. Na população do sudeste asiático, um bigode forte e saudável é considerado um símbolo de orgulho e por isso muitos doentes procuram tratamento do seu prolábio alopetico devido à fenda do lábio. O prolabium alopetico também aumenta a confiança dos pacientes, aumentando o aspecto típico do lábio leporino fendido. Entre as duas técnicas mencionadas na literatura para a restauração capilar, nomeadamente, a extracção da unidade folicular (FUE) e as técnicas de transplante da unidade folicular, a técnica FUE oferece uma opção minimamente invasiva e praticamente menos cicatrizada, sendo frequentemente preferida pela maioria dos pacientes, bem como pelos cirurgiões. Muito poucos estudos se concentraram na restauração do bigode em pacientes adultos do sexo masculino que apresentam alopecia prolabial após a reparação bilateral da fenda labial. Este artigo apresenta o relatório inicial em 8 pacientes adultos do sexo masculino que apresentaram alopecia prolabial após a reparação do lábio leporino fendido bilateral que foi submetido à restauração do bigode utilizando a técnica FUE de restauração capilar.

34. Kerure AS, Patwardhan N. Complicações no transplante de cabelo. J Cutan Aesthet Surg **2018**;11:182-9.

O transplante capilar é uma cirurgia relativamente segura e está associado a muito poucas complicações. É uma cirurgia estética, pelo que as complicações podem ter impacto social e psicológico do paciente. Cada cirurgião de transplante capilar deve estar consciente de possíveis complicações e técnicas para a prevenção e técnicas da sua gestão. A maioria das complicações são evitáveis e podem ser minimizadas através de técnicas cirúrgicas e cuidados com feridas adequadas. Aconselhamento e discussão com o paciente antes da cirurgia ajuda no planeamento adequado e evita a insatisfação do paciente. Cada paciente deve ser individualizado, planeado e operado com o objectivo de reduzir a zero as complicações e queixas.

35. Saxena K. Transplante capilar seguro e fácil, utilizando o espalhador KD. Plast Aesthet Res **2018**;5:5.

27

Objectivo: Uma inserção atraumática do enxerto é a chave para o sucesso deste procedimento, mas existe uma curva de aprendizagem definida nas técnicas disponíveis. Muitos médicos não continuam a praticar a restauração capilar devido às repetidas falhas iniciais. O objectivo de qualquer técnica ou instrumento na extracção da unidade folicular (FUE) é extrair uma unidade folicular individual sem transacção e implantá-la na área receptora sem produzir trauma físico na unidade folicular. Este artigo descreve uma técnica inovadora em que um instrumento inovador, o espalhador KD, que aborda todos os problemas enfrentados por médicos novatos durante o transplante de cabelo FUE. Mais importante ainda, o desenho único do instrumento também resolve o problema de fadiga das mãos do operador durante a realização do procedimento de transplante capilar.

Métodos: Nesta técnica, o espalhador KD, composto por um eixo e um gancho ligado ao eixo, é configurado para permitir ao utilizador trabalhar de forma eficiente. O punho de dois dedos do dispositivo proporciona um agarramento eficiente para um funcionamento sem fadiga. Enquanto executa FUE, o espalhador KD proporciona tracção suficiente no momento da pontuação. Durante a implantação dos enxertos em fendas coronais pré-fabricadas, este dispositivo proporciona dilatação adequada e visualização máxima da fenda. A fixação da placa de fixação do enxerto reduz as hipóteses de desidratação do enxerto.

Resultados: Neste estudo, os autores observaram que o uso do espalhador KD mostrou definitivamente vantagens em relação à técnica convencional da pinça. O espalhador KD proporciona uma agarramento eficiente, visualização máxima da fenda e melhor força de estiramento para a dilatação da fenda para ajustar enxertos de unidades foliculares de tamanho ainda maior.

Conclusão: O espalhador KD pode melhorar a capacidade dos principiantes de efectuar a extracção e implantação de FUE de forma suave.

36. Mohebipour A, Gianfaldoni S, Lotti T, Ramirez-Fort MK, Lange CS, Sadeghi-Bazargani H, Wollina U, Tchernev G, Feily A. Reciclagem de Cabelo Anteriormente Transplantado: Uma Nova Indicação para Extracção de Unidade Folicular. Open Access Maced J Med Sci. **2018** Jun 20; 6(6):1095-1097.

O transplante capilar melhorou o domínio da dermatologia processual. Antes do advento do transplante folicular, a alopecia androgenética era uma doença difícil de gerir, uma vez que existe um armamentário limitado de fármacos tópicos e sistémicos. No entanto, tal como com outros procedimentos cirúrgicos inovadores, existe uma curva de aprendizagem íngreme, que pode resultar num transplante ou cosmese deficiente.

Os autores apresentam um caso de alopecia androgenética, onde anteriormente os cabelos mal implantados eram reciclados por extracção da unidade folicular para aumentar a densidade do cabelo no vértice do couro cabeludo, o que resultou numa melhor cosmese e satisfação do paciente.

Está demonstrado que a retransplantação não só é viável como é eficaz; por conseguinte, o redesenho de transplantes anteriores deve ser considerado como uma possível indicação de extracção de unidades foliculares, particularmente no estabelecimento de reservas foliculares escassas. A utilidade deste método de reciclagem pode também inspirar esperança em pacientes que tenham sido submetidos a transplantes capilares falhados ou insatisfatórios.

37. Elghblawi E. Plasma rico em plaquetas, o derradeiro segredo para o elixir de pele jovem e para o crescimento do cabelo que desencadeia. J Cosmet Dermatol. **2018**;17:423–430.

A aplicação clínica do plasma rico em plaquetas (PRP) baseia-se no aumento da concentração dos factores de crescimento que são libertados a partir do grânulo alfa das plaquetas concentradas e na secreção de proteínas capazes de capitalizar o processo de cura a nível celular. Foi inventado para restaurar a beleza natural, iniciando o processo de rejuvenescimento natural da pele e com o objectivo de a fazer funcionar como uma pele mais jovem e manter a pele jovem e a manter. Além disso, também surgiu para incluir os cabelos como um novo procedimento injectável para permitir estimular o crescimento do cabelo local e topicamente; prevenir a sua queda; melhorar a haste do cabelo, a haste do cabelo e o seu calibre; aumentar o seu brilho, vitalidade, e maleabilidade; e diminuir a divisão e quebra do cabelo. Assim, a juventude está no seu sangue, pois tem um poder mágico imposto nos factores plaquetários. Não existe, contudo, normalização das técnicas para além de uma descrição insuficiente dos procedimentos adoptados. O plasma não longo e autólogo rico em plaquetas (PRP) tem surgido fortemente em diversas especialidades médicas, incluindo plástico, cicatrização de feridas e úlceras diabéticas, ortopédica, traumática, cirurgia ocular, olho seco para injecção de pálpebras, urologia para incontinência urinária, bem-estar sexual, cirurgia cutânea, medicina desportiva, odontologia e dermatologia, e aplicações estéticas. O PRP demonstrou promover a cura de feridas e ajudar no lifting facial, pele volumétrica, rejuvenescimento da pele, regeneração e reconstrução; melhorar as rugas; estimular o crescimento do cabelo; aumentar a viabilidade do folículo piloso e a sua taxa de sobrevivência; prevenir a apoptose; aumentar e prolongar a fase de crescimento do cabelo anagénico; e retardar a progressão para a fase do ciclo do cabelo catagénico com aumento da densidade na queda do cabelo e no transplante capilar. Os objectivos desta extensa revisão foram cobrir todos os aspectos de aplicação de PRP que são realizados em dermatologia estética e avaliar a literatura sobre resultados plasmáticos ricos em plaquetas nas principais práticas estéticas da dermatologia geral. Foi realizada uma revisão da literatura através de pesquisa na PubMed, base de dados da Biblioteca Biomédica, Google Scholar, e Research Gate para os termos PRP, plasma rico em plaquetas, matriz de fibrina rica em plaquetas, preparações de plaquetas, terapia de aplicação de plaquetas, factores de crescimento de plaquetas, facial de plaquetas, rejuvenescimento facial de plaquetas, pêlos de plaquetas, e cicatrização de feridas de plaquetas, desde o início até 2017, e foram combinados utilizando operadores booleanos. Todos aqueles artigos recuperados em língua inglesa foram examinados e explorados minuciosamente.

38. Huang Y-L, Lee M-C, Chang S-L, et al. Unidades foliculares colhidas versus unidades foliculares estimadas em transplante de cabelo. J Cosmet Dermatol. **2018**;00:1–6.
Antecedentes: A cirurgia de transplante de tiras foliculares é um dos métodos padrão de ouro de transplante de cabelo; a relação da unidade folicular de contagem e densidade de cabelo é um passo importante na avaliação do local doador.
Objectivos: Os autores realizaram o estudo para análise da avaliação pré-operatória do local doador e comparação das unidades foliculares efectivamente colhidas e estimadas no transplante de cabelo.
Pacientes/Métodos: Neste estudo retrospectivo, inscreveram 65 pacientes do sexo masculino com alopecia androgenética que foram submetidos a transplante de unidade folicular. Antes do procedimento de colheita da tira doadora, eles contaram a densidade da unidade folicular e calcularam a percentagem de cada unidade folicular. E depois, compararam-nos com os enxertos de colheita propriamente ditos.

Resultado: O número de pêlos efectivamente colhidos transplantados (3162,22 ± 958,30) foi inferior ao número estimado de pêlos transplantados (3319,25 ± 1007,86). Tanto o número como a percentagem da unidade folicular de 1 cabelo efectivamente colhida foram mais do que a unidade folicular de 1 cabelo estimada. Em contraste, o número e a percentagem da unidade folicular de 3 cabelos efectivamente colhidos foi inferior à estimativa da unidade folicular de 3 cabelos. A densidade da unidade folicular era menor nos pacientes mais velhos. Os que receberam mais de uma sessão de transplante capilar tenderam a ter uma densidade folicular e capilar mais baixa (P = 0,007 e 0,01, respectivamente). A frouxidão do couro cabeludo era menor em pacientes mais velhos e aqueles que receberam múltiplas sessões de transplante de cabelo.

Conclusão: Os enxertos efectivamente colhidos produzem mais unidades foliculares de 1 cabelo e menos unidades foliculares de 3 cabelos do que a estimativa. A velhice e as múltiplas sessões de transplante capilar causaram uma maior limitação da colheita do couro cabeludo doador.

39. Liu Y-C, Jee S-H, Chan J-Y. Transplante capilar para o tratamento de líquen planopilaris e alopecia fibrosante frontal: Um relatório de dois casos. Australasian Journal of Dermatology **2018** 59, e118-e122.

A eficácia dos tratamentos médicos actuais para líquen planopilaris (LPP) e a sua variante, a alopecia fibrosante frontal (FFA), ambas alopecias cicatriciais primárias mediadas por linfócitos, é limitada. O recrescimento do cabelo a partir do tecido cicatricial não é geralmente possível. Embora o transplante capilar restaure a linha do cabelo e aumente a densidade capilar em pacientes com alopecia cicatricial, o momento do transplante é crucial. Aqui, os autores relatam dois pacientes chineses com LPP ou FFA que foram submetidos ao método de extracção da unidade folicular de transplante capilar após as doenças terem sido estabilizadas com terapia, com resultados satisfatórios durante 3-4 anos de seguimento.

40. Chouhan K, Kota RS, Kumar A, e Gupta J. Avaliação da Zona Doadora Segura de Escalpo e Barba para Extracção de Unidades Foliculares em Homens Indianos: Um estudo de 580 casos. J Cutan Aesthet Surg. **2019** Jan-Mar; 12(1): 31-35.

Contexto: A cirurgia de restauração capilar para alopecia androgenética (AGA) envolve essencialmente várias formas de transplante capilar. Há escassez de estudos de avaliação da área doadora em homens indianos e também não existem directrizes simplificadas para a área doadora segura para a extracção de unidades foliculares (FUE). Este estudo é uma tentativa de estudar a área doadora em homens indianos.

Objectivos: Avaliar a densidade de unidades foliculares (UF) na área doadora, ou seja, tanto o couro cabeludo como a barba em homens indianos, e propor directrizes simplificadas para FUE.

Materiais e Métodos: O desenho do estudo foi de corte transversal e foi realizado durante 2 anos. Foram recrutados todos os pacientes masculinos com perda de cabelo de padrão masculino Hamilton Norwood de grau III ou mais, que foram consultados para uma cirurgia de restauração capilar. A densidade FU foi avaliada na área doadora do couro cabeludo através do desenho de um rectângulo com a sua borda inferior sendo uma linha recta que une dois pontos, que estão 27-28mm da linha traçada perpendicularmente ao traço, passando pela protuberância occipital externa. Três quadrados de área de 1cm foram desenhados dentro do rectângulo. A média dos FUs e folículos nos três quadrados foi calculada para obter a densidade média na área doadora do couro cabeludo. Foi avaliado o número total de UF, considerando 25% de extracção, foi avaliado o número médio total de folículos extraíveis. A área doadora total foi dividida em três áreas (áreas 1, 2, e 3) e foi avaliado o número médio de UF extraíveis em cada uma. A área doadora na barba, abaixo da linha do maxilar, foi dividida em triângulo e rectângulo. O número médio de UF, número total de UF extraíveis foi calculado de forma semelhante.

Resultados: Um total de 580 pacientes do sexo masculino foram recrutados no estudo. A densidade média de FU no couro cabeludo e barba foi de 78,2/cm e 49,7/cm, respectivamente. O número total disponível de UF para extracção nas áreas 1, 2, e 3 e barba considerando 25% de extracção foi de 2064, 3097, 3612, e 824, respectivamente. Os autores propõem três tipos de áreas doadoras no couro cabeludo, nomeadamente, área doadora limitada, padrão, e alargada.

CAPÍTULO 3

HISTÓRIA DO TRANSPLANTE CAPILAR AUTÓLOGO

As primeiras experiências com transplantes capilares foram realizadas em Würzburg, Alemanha, no início do século XIX. No entanto, todos os procedimentos convencionais, o método das tiras, o método do punch, e o método FUE, tiveram origem no Japão.

Na década de 1930, os médicos japoneses Okuda e Tamura começaram a realizar transplantes capilares autólogos. Okuda colheu inicialmente os transplantes utilizando um punção clássico de biopsia e transplantou as "ilhas de pele portadora de pêlos" para a região receptora e assim lançou as bases para o método do punção [16].

Tamura, no entanto, empregou um procedimento diferente. Ele colheu transplantes por excisão de pele que mais tarde dividiu em pequenos pedaços e transplantou. Desta forma, tornou-se precursor do método da tira, também conhecido como o método FUT [56]. A colheita de unidades foliculares individuais (FUs) usando uma agulha canulada de 1 mm foi descrita pela primeira vez pelo praticante japonês Masumi Inaba em 1988. Este procedimento de remoção de tecidos, descrito como "extracção de unidades foliculares" (FUE), permanece até hoje o único método de colheita minimamente invasivo no transplante de cabelo.

O método descrito por Okuda para a colheita de enxertos autólogos utilizando um punção de biopsia cutânea foi adoptado pelo médico americano Orentreich no final da década de 1950. Foi assim que o transplante capilar autólogo foi introduzido pela primeira vez no mundo ocidental. Orentreich publicou os seus resultados clínicos relacionados com o tratamento de pacientes com perda de cabelo androgenética e introduziu o termo "domínio do doador" [17]. O termo primeiro descreve que o folículo capilar autólogo mantém as suas características saudáveis, nomeadamente, a sua insensibilidade à dihidrotestosterona (DHT), após ter sido transplantado para áreas calvas do couro cabeludo afectadas pela alopecia androgénica. Isto significa que o folículo capilar transplantado irá produzir cabelo saudável mesmo num novo local, uma vez que a sua insensibilidade à DHT não é afectada pela alopecia androgenética e assim permanecerá no futuro.

Os resultados cosmeticamente insatisfatórios e não naturais do transplante directo das ilhas de pele portadora de pêlos de 3,5-4 mm de tamanho levaram ao desenvolvimento de novos métodos. Inicialmente relativamente grandes, as ilhas de pele foram dissecadas para enxertos cada vez mais pequenos. Esta divisão foi realizada sem considerar a anatomia dos folículos pilosos que cresciam em grupos como unidades foliculares. Estes "grupos capilares" eram referidos como micro enxertos com 1-2 cabelos e como mini-enxertos com 3-6 cabelos.

Mais tarde, as ilhas de pele com pêlos ou tiras de pele foram divididas em unidades anatómicas diferenciadas, unidades foliculares, o que levou cada vez mais a resultados clínicos superiores em comparação com os primeiros micro enxertos e mini-enxertos. Os resultados cosmeticamente não naturais do método de punção, juntamente com o procedimento relativamente difícil de dividir o tecido colhido em enxertos mais pequenos, levaram muitos médicos a preferir o método de transplante de cabelo em tiras. Contudo, devido à sua natureza traumática e às cicatrizes resultantes, este método não pode representar uma solução sustentável para a queda de cabelo androgenética, uma condição progressiva. A partir de meados da década de 1990, a técnica de separação de tecidos da colheita de unidades foliculares individuais ganhou cada vez mais aceitação entre os médicos e especialmente entre os pacientes. Este método de transplante capilar minimamente invasivo minimiza a traumatização do paciente ao mesmo tempo que maximiza os resultados cosméticos ao conseguir uma aparência natural. Pode assim ser considerado como o método mais promissor para o futuro.

(i) Perspectiva Europiana
> - **Início do século XIX** - Primeiras tentativas experimentais em Würzburg
> - **Anos 30** - Início do transplante capilar autólogo com os métodos de punção e de tira
> - **1939** - A Dra. Okuda descreveu o método do soco através de um soco de biopsia
> - **1943** - O Dr. Tamura, pioneiro do método de tira actual, descreveu primeiro a remoção de um retalho de pele e, subsequentemente, a sua divisão em enxertos individuais
> - **Final da década de 1950** - Domínio dos doadores descoberto e descrito pela primeira vez por Orentreich [56]
> - **Anos 80** - Headington [57] descreveu pela primeira vez as unidades foliculares
>   Masumi Inaba descreveu primeiro o método FUE de colheita de unidades foliculares individuais
> - **1993** - Fundada a Sociedade Internacional de Cirurgia de Restauração Capilar (ISHRS)

> **2000 e posteriores** - O método de colheita minimamente invasivo torna-se cada vez mais comum e optimizado

> **2011** - fundada a FUE Europe

(ii) ***Perspectiva Americana***

A Extracção da Unidade Folicular (FUE) é um procedimento relativamente novo; contudo, o processo está em desenvolvimento há quase 30 anos. Aqui está uma breve história desde quando o procedimento foi registado pela primeira vez até onde nos encontramos hoje:

1988- Dr. Masumi Inaba introduz a utilização de uma agulha de 1mm para enxertos. Este instrumento é vital para o desenvolvimento de métodos FUE.

1989- Dr. Ray Woods demonstra publicamente a FUE na Austrália.

1995- Dr. William Rassman, Dr. Robert Bernstein, Dr. Wojciech Szaniawski e Dr. Alan J. Halperin publicam o primeiro artigo sobre Transplante Folicular.

1996- Dr. Seager ajuda a popularizar FUE com um vídeo de microscópio que apresenta a dissecação de unidades foliculares.

2002- O Dr. William Rassman e o Dr. Robert Bernstein publicam "Follicular Unit Extraction" (Extracção da Unidade Folicular): Minimally Invasive Surgery for Hair Transplantation".

2004- O Dr. Jim Harris cria o sistema Surgically Advanced Follicular Extraction (SAFE) para minimizar ainda mais as transecções foliculares do cabelo.

2007- International Society of Hair Restoration Surgery (ISHRS) discute o papel dos dispositivos FUE robóticos.

2008- Dr. Miquen G Canales e Dr. David Berman apresentam a sua investigação na reunião anual do ISHRS

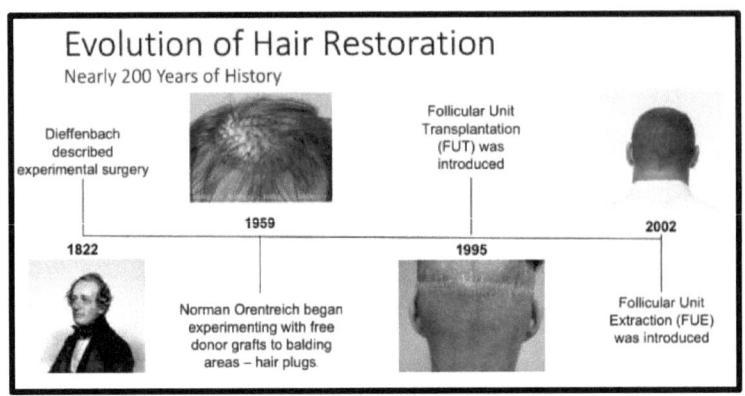

Evolution of Hair Restoration
Nearly 200 Years of History

Dieffenbach described experimental surgery

Follicular Unit Transplantation (FUT) was introduced

1959

1822

1995

2002

Norman Orentreich began experimenting with free donor grafts to balding areas – hair plugs

Follicular Unit Extraction (FUE) was introduced

CAPÍTULO 4

OS FUNDAMENTOS

4.1 Terminologias utilizadas na Cirurgia de Restauração Capilar

Para uma melhor compreensão sobre a ciência da cirurgia de restauração capilar, é preciso estar familiarizado com uma série de conceitos processuais. Estes conceitos e terminologias são explicados na secção seguinte.

Por exemplo, a compreensão da diferença anatómica entre um folículo capilar e uma unidade folicular é da maior importância e é um dos fundamentos mais essenciais nas técnicas cirúrgicas de restauração capilar.

(i)   ***Folículo Capilar (HF):*** Um folículo capilar (HF) refere-se a um dos mais pequenos e complexos órgãos anatómicos humanos que é capaz de produzir um único cabelo ao longo da vida.

(ii)   ***Unidade Folicular (FU):*** Ao contrário do folículo capilar (HF), a unidade folicular é uma unidade funcional que inclui de um a quatro (raramente cinco) folículos capilares individuais e neste agregado produz-se um número correspondente de cabelos. Consequentemente, uma unidade folicular (FU) pode ocorrer como uma única unidade composta por um folículo capilar com um cabelo (FU de 1 cabelo) ou na forma de uma unidade múltipla que combina dois folículos capilares com dois cabelos (FU de 2 cabelos) ou três folículos capilares com três cabelos (FU de 3 cabelos) ou quatro folículos capilares com quatro cabelos (FU de 4 cabelos). Muito raramente pode também ocorrer como um agregado de cinco folículos capilares com cinco cabelos (5-hair FU) (Figs. 4.1 e 4.2). Os UF podem ser considerados como os blocos de construção de transplantes capilares, que podem ser colocados juntos em diferentes combinações ou colocados individualmente para criar uma composição com uma aparência natural.

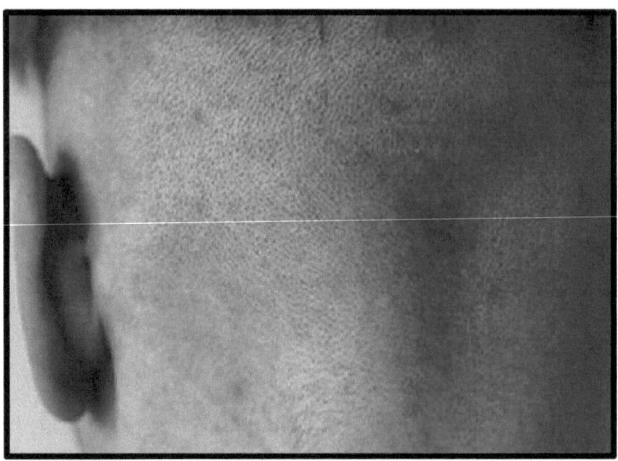

Fig. 4.1 Vista occipital da franja capilar constituída por numerosas
unidades foliculares (FU)

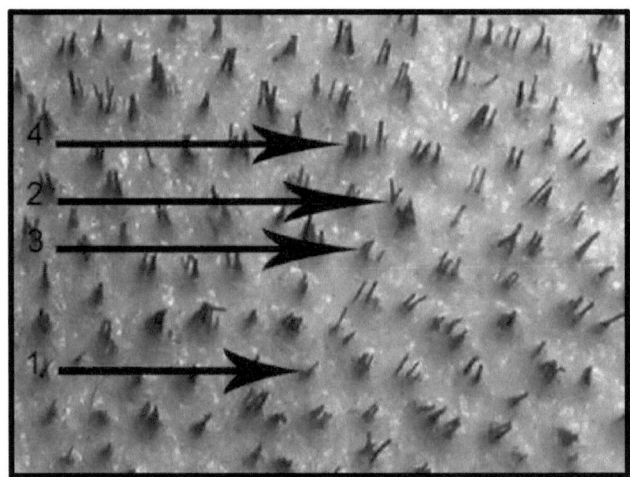

Fig. 4.2 Vista dos pêlos aparados na região occipital da franja capilar. 1
denota uma única unidade (FU de 1 cabelo). 2 denota uma unidade múltipla
(FU de 2 cabelos). 3 denota uma unidade múltipla (FU de 3 cabelos). 4
denota uma unidade múltipla (4-hair FU).
(fonte: Reza P Azar. FUE Hair Transplantation - A Minimally Invasive
Approach).

(iii)　*Enxerto:* Este termo vem de uma época em que os cirurgiões
capilares ainda não tinham uma compreensão mais profunda da
estrutura das unidades anatómicas funcionais. O termo enxerto não

diz nada sobre o número de folículos capilares incluídos e como tal é confuso e também pode ser usado de forma enganosa. Este é um exemplo de utilização enganosa: Um médico planeia utilizar 1000 "enxertos" para um transplante capilar. Para tal, ele colhe 500 unidades foliculares de 2 cabelos (UCs de 2 cabelos) e divide estas unidades funcionais em 1000 "enxertos". Consequentemente, enquanto o médico transplanta de facto os 1000 "enxertos" prometidos, isto é apenas metade do cabelo que ele teria transplantado se tivesse transplantado 1000 UGF de 2 cabelos. Como o paciente normalmente desconhece a distinção entre enxerto e unidade folicular, o termo enxerto pode ser usado de uma forma confusa e enganosa. Por conseguinte, o termo unidade folicular deve ser utilizado em vez de enxerto.

(iv) ***Mini-enxerto e Micro-enxerto:*** Um micro-enxerto contém 1-2 pêlos. Um mini-enxerto contém 3-6 pêlos.

(v) ***Densidade do cabelo (HD):*** A densidade do cabelo é especificada como o número de pêlos por cm2.

(vi) ***Densidade Folicular (FD): A*** densidade folicular (FD) é entendida como o número de unidades foliculares (FUs) por cm2.

(vii) ***Cabelo por Unidade Folicular ou Contagem de Cabelo por Unidade Folicular (HFU):*** O número de pêlos por unidade folicular (HFU) especifica o número médio de pêlos por unidade folicular.

(viii) ***Densidade Folicular Transplantada (TFD): A*** densidade folicular transplantada (TFD) é entendida como o número de FUs por cm2 após o transplante.

(ix) ***Quociente de Extracção:*** O quociente de extracção é o número de unidades de extracção por cm2.

(x) ***Taxa de Sobrevivência:*** A taxa de sobrevivência fornece informação sobre a proporção de cabelos que sobreviveram após o transplante em relação ao número total de cabelos transplantados.

(xi) ***Cabelo doador:*** Ocasionalmente é utilizado o termo "cabelo doador". Dependendo do contexto, pode referir-se a um folículo capilar, a uma unidade folicular, ou a todos os enxertos de dadores considerados como um todo (Figs. 4.3, 4.4, 4.5, 4.6, 4.7, 4.8, e 4.9).

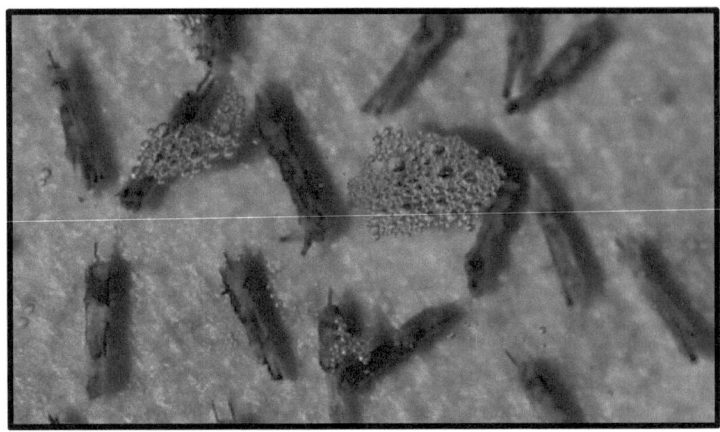

Fig. 4.3 Unidades foliculares após extracção da franja de cabelo occipital

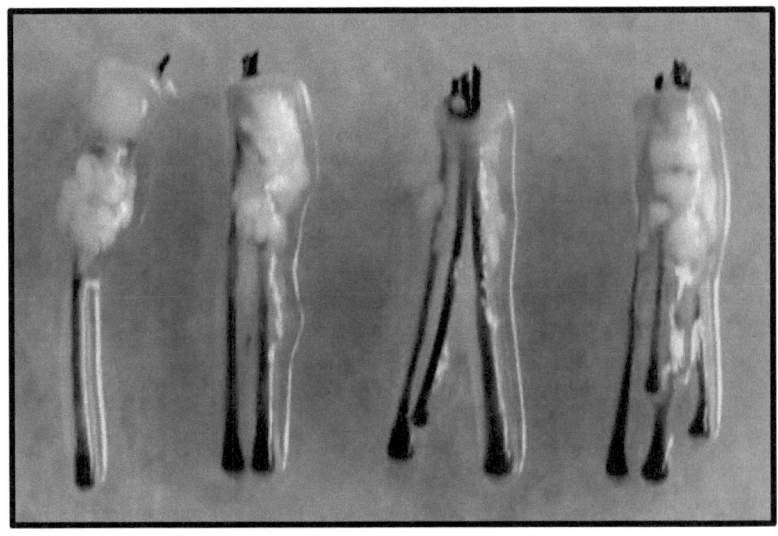

Fig. 4.4 Unidades foliculares após extracção. Da esquerda para a direita:
unidades foliculares de 1 cabelo, 2 cabelos, 3 cabelos, e 4 cabelos
(fonte: Reza P Azar. FUE Hair Transplantation - A Minimally Invasive
Approach).

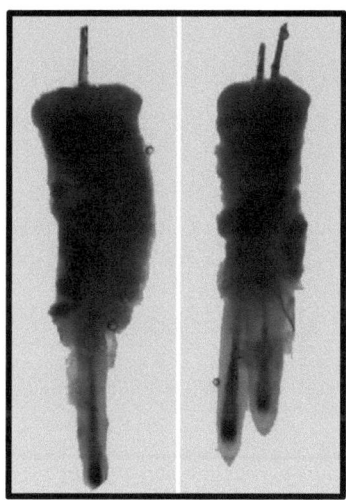

Fig. 4.5 Vista microscópica. Esquerda: Folículos capilares extraídos individualmente. Direita: Unidade folicular extraída composta por dois folículos capilares ou dois pêlos

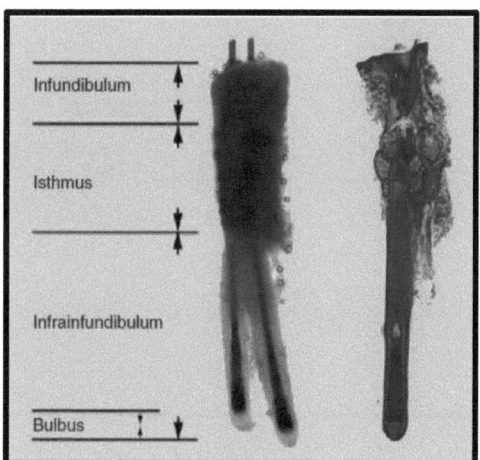

Fig. 4.6 Esquerda: Imagem microscópica de uma unidade folicular com dois folículos capilares. Direita: Secção longitudinal através de um folículo capilar
(fonte: Reza P Azar. FUE Hair Transplantation - A Minimally Invasive Approach).

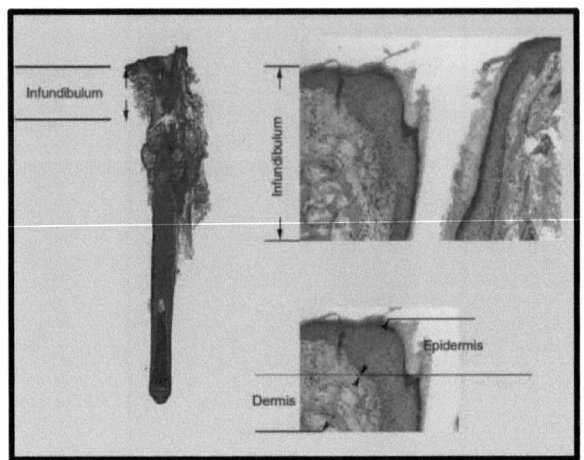

Fig. 4.7 Representação histológica do infundíbulo de um folículo capilar,
definido como a secção entre a abertura folicular na superfície da pele e a
abertura do ducto sebáceo no canal capilar

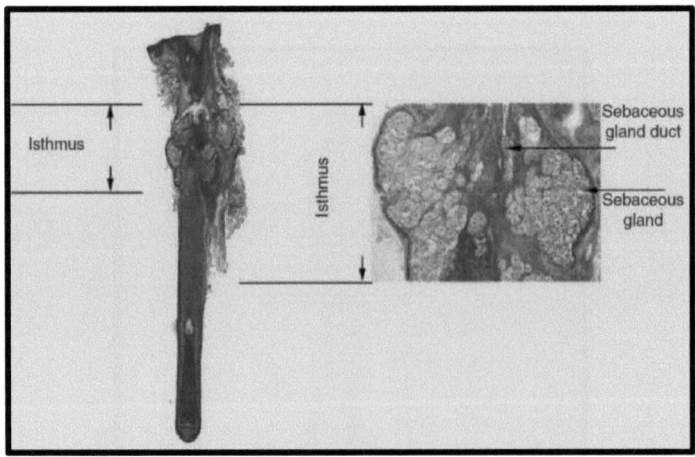

Fig. 4.8 Representação histológica do istmo, definida como a secção entre a
abertura do ducto sebáceo no canal capilar e a inserção do músculo pili do
músculo errector
(fonte: Reza P Azar. FUE Hair Transplantation - A Minimally Invasive
Approach).

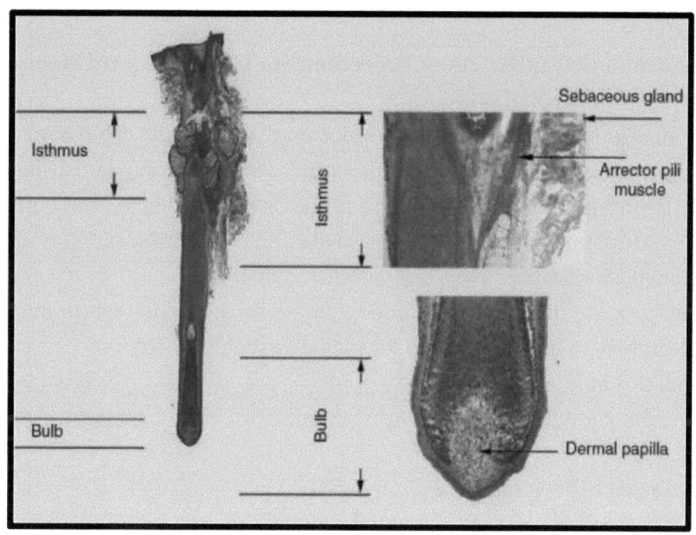

Fig. 4.9 Representação histológica do pili do arrector no istmo e do bolbo
capilar com a papila dérmica
(fonte: Reza P Azar. FUE Hair Transplantation - A Minimally Invasive
Approach).

Quadro 4.1 Resumo das terminologias importantes utilizadas na cirurgia de
restauração capilar

Folículo piloso (HF)	O órgão humano mais pequeno capaz de produzir um único cabelo
Unidade folicular (FU)	Grupo de até cinco folículos capilares combinados numa única unidade funcional que produz o número adequado de cabelos
Enxerto	Termo impreciso para um transplante contendo um número indeterminado de folículos capilares e produzindo um número indeterminado de cabelos
Minitransplantas e microtransplantes	Enxertos ordenados pelo número de pêlos preservados
Densidade do cabelo (HD)	Número de pêlos por cm2
Densidade folicular (FD)	Número de unidades foliculares (UF) por cm2
Densidade folicular transplantada (TFD)	Número de FUs transplantadas por cm2
Taxa de sobrevivência	Rácio do número de cabelos que sobreviveram após o transplante em relação ao número total de cabelos transplantados
Densidade de extracção	Número de FUs extraídas por cm2
Número de pêlos por unidade	Número médio de cabelos por FU

folicular (HFU)	

4.2 O Transplante Capilar como Procedimento Cirúrgico para Redistribuir Folículos Capilares Saudáveis

O transplante capilar é também referido como restauração capilar ou enxerto capilar. Para compreender o procedimento de transplante capilar, é importante notar que o transplante capilar só pode produzir novos cabelos indirectamente. Assim, o transplante capilar é na realidade uma redistribuição dos folículos capilares saudáveis responsáveis pela produção de cabelo.

Independentemente dos vários métodos, que serão discutidos em pormenor nas secções seguintes, o transplante capilar inclui os seguintes passos:
- Extracção dos FUs
- Armazenamento temporário e processamento das UCs num meio de armazenamento
- Colocação dos FUs ou enxertos

Os folículos capilares frágeis são colhidos em áreas com cobertura capilar saudável (como a parte de trás da cabeça, peito ou costas) e depois colocados em locais receptores previamente preparados no local desejado, onde continuam a crescer ao longo da vida do paciente. Assim, o transplante capilar possibilita a implantação de pêlos saudáveis mesmo em regiões do corpo afectadas pela queda de cabelo, onde os pêlos implantados podem apresentar um crescimento saudável e a longo prazo. No entanto, o transplante capilar só é possível com o cabelo do próprio paciente. Isto significa que o cabelo só pode ser colhido e transplantado num local diferente num único e mesmo indivíduo que o corpo rejeitaria cabelo de outro doador.

4.3 Alopecia androgenética (AGA), a forma mais comum de queda de cabelo

Dada a elevada prevalência da queda de cabelo androgenética, discutiremos a etiologia e patogénese deste processo androgénico, geneticamente determinado, e dependente da idade com mais detalhe na secção seguinte.

Cerca de 95% de todos os pacientes sofrem dos sintomas da AGA, que se caracteriza por um ciclo de crescimento do cabelo cada vez mais curto e pela miniaturização simultânea dos folículos capilares em certas regiões do couro cabeludo.

Como o nome sugere, os andrógenos desempenham um papel crucial no desenvolvimento desta doença, especialmente nos homens. Hamilton[58] definiu três factores decisivos que determinam a queda de cabelo androgénica:

• Genética
• Dependência de andrógenos

- Idade

Foi ele que introduziu o termo "alopecia androgénica" [58]. Este tipo de queda de cabelo induzida geneticamente afecta tanto homens como mulheres, embora existam diferenças típicas de sexo específico na gravidade e progressão da doença, que discutiremos a seguir.

Há muito que se pensava que a AGA era uma desordem autossómica dominante nos homens e uma desordem autossómica recessiva nas mulheres [59]. Kuster e Happle refutaram esta suposição em 1984 e documentaram o padrão de herança poligénica da AGA [60].

A consequência lógica disto é assumir que a AGA é uma desordem complexa causada por várias variações genéticas ou defeitos genéticos diferentes e possivelmente também por outros factores.

(i) *Alopecia androgenética nos homens:*
Randall et al. demonstraram uma maior formação intracelular de receptores androgénicos nas áreas do couro cabeludo afectadas pela queda do cabelo [61]. Tais receptores de androgénio nos homens influenciam geralmente de forma decisiva a diferenciação das células epiteliais e a formação de pêlos terminais.

No entanto, o aumento do número e, consequentemente, o aumento da actividade dos receptores de androgénio conduzem aqui a um efeito oposto caracterizado pelos seguintes sintomas:
- Miniaturização dos folículos capilares: os folículos encolhem e produzem cabelos mais finos e mais curtos.
- Mudança nas fases de crescimento fisiológico: a fase anágena (fase de crescimento) encurta, enquanto que a fase telógena (fase de repouso) se prolonga [62].

Classificação da queda de cabelo masculina
Com poucas excepções, a AGA nos homens progride com um padrão típico de queda de cabelo. O sistema de classificação Hamilton-Norwood foi introduzido para facilitar a comparabilidade em relação ao grau de queda de cabelo nos homens afectados pela AGA. De acordo com este sistema, a queda de cabelo androgenética nos homens é dividida em diferentes fases que são atribuídas a sete padrões de queda de cabelo (I a VII).

Embora esta classificação não tenha em consideração padrões individuais de queda de cabelo e certas formas mistas, ela visualiza claramente as possíveis manifestações da queda de cabelo e permite uma documentação médica padronizada. Esta classificação tornou-se uma parte integrante da prática clínica de rotina da cirurgia de restauração capilar moderna.

O sistema de classificação recebeu o seu nome de Hamilton, que diagramou a classificação da progressão da queda de cabelo masculina em 1951, e de Norwood, que modificou e desenvolveu ainda mais o esquema em 1975 [63]. Por razões práticas, referir-nos-emos a esta classificação conjunta neste livro como o sistema de classificação de Norwood e abreviamo-lo como NW.

Curso clínico da queda de cabelo androgénica em homens

Com poucas excepções, a AGA nos homens progride com um padrão típico de queda de cabelo. A queda de cabelo começa com a calvície frontotemporal bilateral, acompanhada de desbaste e recuo da linha anterior do cabelo (NW I-III).

A queda do cabelo estende-se então pela região do vértice (NW IV) e pode progredir para completar a calvície do vértice (NW V-VII).

A alopecia estende-se mais tarde às regiões temporoparietal, occipitoparietal e occipital da franja capilar (NW V-VII).

Os padrões individuais de queda de cabelo progridem da seguinte forma (I a VII).

Tipo I

Este tipo pode ocorrer de duas formas diferentes:

- Sem careca frontotemporal bilateral
- Com ligeiro enfardamento frontotemporal bilateral

Em ambos os casos, a linha do cabelo frontal não é afectada pela queda do cabelo.

Tipo II

Este tipo é caracterizado pela queda de cabelo frontotemporal com formação de cantos frontotemporais distintos. Os vértices dos cantos frontotemporais situam-se antes da linha imaginária que se situa 2 cm antes do meato acústico externo no plano transversal. A linha do meio frontal do cabelo mostra o início da queda e desbaste do cabelo.

Tipo III

Os cantos frontotemporais estendem-se posteriormente, e os seus vértices encontram-se agora posteriores à linha imaginária que fica 2 cm anterior ao meato acústico externo no plano transversal.

Tipo III A

Em comparação com o Tipo III, a linha anterior do cabelo recua para o nível do ápice das áreas de calvície frontotemporal bilateral, de modo a que estejam quase em linha com a linha do cabelo.

Vértice Tipo III
Existem áreas de enfardamento frontotemporal bilateral que envolvem a região dos vértices.

Tipo IV
A queda do cabelo na linha frontal do cabelo continua, e as áreas de calvície frontotemporal bilateral e a linha do cabelo são confluentes. Tudo o que resta da linha frontal do cabelo é uma ponte posterior de faixa de cabelo com alguns centímetros de largura que forma a borda anterior da região do vértice. A queda do cabelo também continua na região do vértice.

Tipo IV A
A queda de cabelo progride em todo o couro cabeludo sem envolvimento da região do vértice.

Tipo V
A ponte de cabelo estreita-se ou consiste apenas em cabelos individuais. A franja de cabelo torna-se mais pequena.

Tipo VI
As manchas calvas tornam-se cada vez maiores com um estreitamento adicional da franja de cabelo. A região do vértice expande-se ainda mais inferior e lateralmente, enquanto que a franja lateral do cabelo recua ainda mais inferior.

Tipo VII
Este tipo representa a fase final da queda de cabelo. Toda a franja de cabelo recuou muito. Em casos extremos, a franja lateral do cabelo pode estender-se de forma inferior até às orelhas exteriores. A porção posterior da franja capilar pode encolher até apenas 3-4 cm em casos extremos.

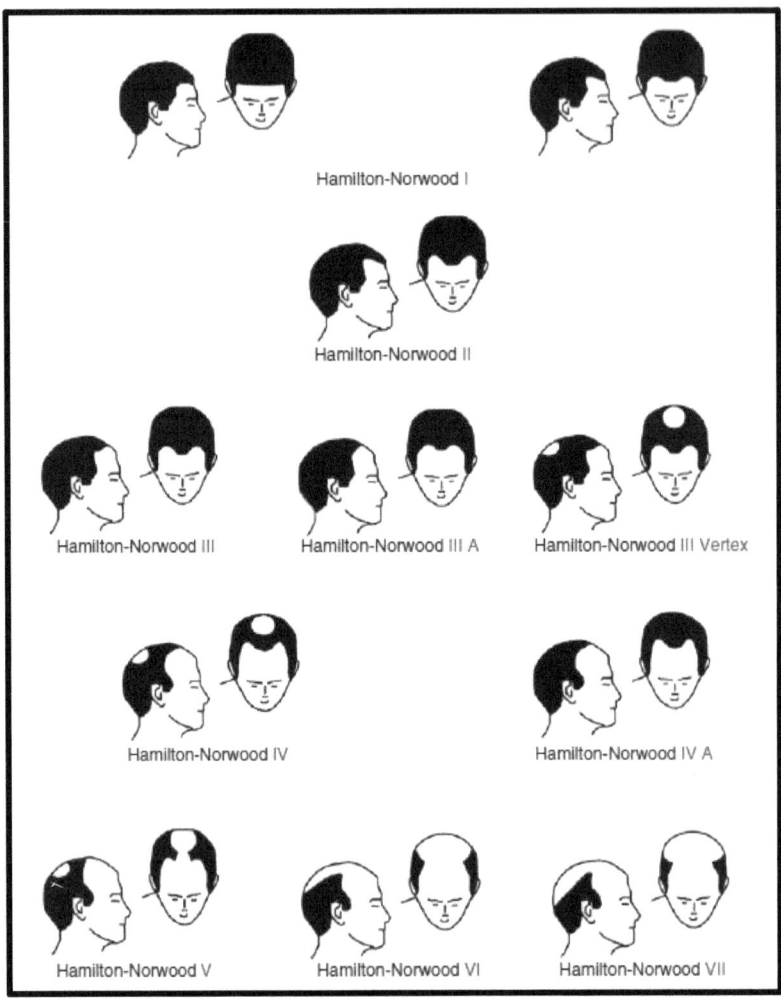

Fig. 4.10 Sistema de classificação Hamilton-Norwood para a queda de
cabelo androgenética nos homens

(ii)   Alopecia androgenética nas mulheres:
Pouco se sabe sobre a fisiopatologia da AGA feminina em comparação com a
queda de cabelo masculina. Contudo, descobertas recentes ao longo dos últimos
anos têm apoiado a suposição de que os andrógenos desempenham um papel
subordinado no que diz respeito à queda de cabelo nas mulheres.
Os sintomas típicos de hiperandrogenemia faltam na queda do cabelo feminino,
e um nível elevado de androgénio não é detectável na maioria das mulheres
afectadas. Consequentemente, o aumento da secreção androgénica pode ser

48

assumido como tendo um papel insignificante na causa da AGA. A falta de resposta à terapia com finasterida em mulheres na pós-menopausa com queda de cabelo apoia esta suposição [64].

O papel subordinado dos andrógenos mudou cada vez mais o foco da investigação para a enzima aromatase como possível causa da queda de cabelo androgénica nas mulheres. A expressão da enzima aromatase nos folículos capilares femininos, que catalisa a conversão endógena dos andrógenos em estrogénios, representa uma nova explicação para este fenómeno. Os folículos capilares são receptivos ao estrogénio devido aos seus muitos receptores de estrogénio [65].

Pensa-se que o estrogénio tem um efeito estimulante no crescimento do cabelo [66]. A reduzida actividade da aromatase e a consequente redução na formação de estrogénio parecem promover a AGA nas mulheres. Os estrogénios estimulam a formação de globulina de ligação à hormona sexual (SHBG), que é uma proteína de transporte específica para hormonas sexuais e andrógenos em particular. A formação reduzida de estrogénio leva a uma diminuição da concentração periférica de SHBG e, portanto, a um aumento da concentração periférica de androgénio.

Esta teoria é consistente com estudos que relataram uma correlação inversa entre a globulina de ligação à hormona sexual e a gravidade da queda de cabelo feminina [67]. As causas precisas da AGA em homens e mulheres continuam por provar e requerem mais estudos.

Classificação da Queda de Cabelo Feminina

A queda de cabelo androgenética nas mulheres tem um curso clínico diferente do que nos homens. Por esta razão, são utilizados diferentes sistemas de classificação, tais como os esquemas Ludwig, Olsen, Savin, e Sinclair. Um sistema de classificação frequentemente utilizado para a AGA feminina é o esquema de Ludwig, segundo o qual a queda de cabelo começa na região do vértice e espalha-se lateral e anteriormente. Em contraste com a queda de cabelo masculina, a linha frontal do esquema Ludwig permanece total ou parcialmente intacta. A experiência clínica demonstrou que a perda de cabelo nas mulheres começa geralmente na região do vértice anterior e depois espalha-se ao longo da linha média em direcção ao vértice, bem como em direcção à linha frontal do cabelo, antes de finalmente se espalhar cada vez mais na região parietal lateral à medida que o tempo passa. Em cerca de 80% de todos os casos, observa-se também um afinamento difuso de toda a franja capilar com a idade a aumentar.

A típica queda de cabelo masculina com perda completa do cabelo na região frontotemporal e vértice não ocorre geralmente nas mulheres. Normalmente retêm pelo menos áreas de cabelo esparsas e finas na linha do cabelo e no topo da cabeça (Figs. 4.11 e 4.12).

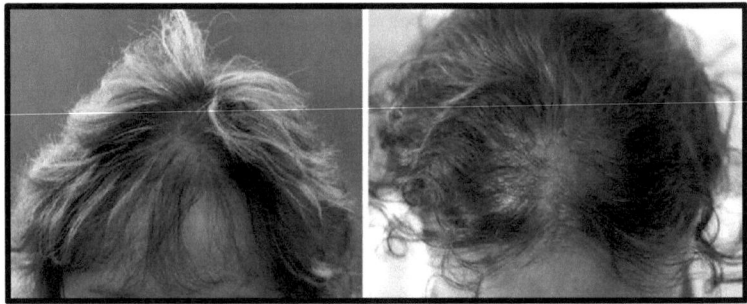

Fig. 4.11 Ludwig I: Desbaste difuso na região central frontal da linha do cabelo
(fonte: Reza P Azar. FUE Hair Transplantation - A Minimally Invasive Approach).

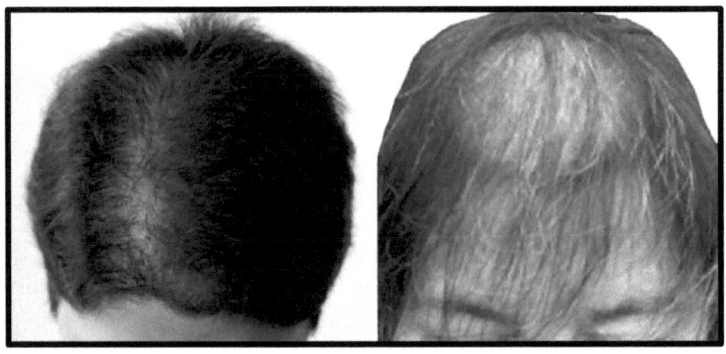

Fig. 4.12 Esquerda: Ludwig II: Desbaste difuso na região central frontal da linha do cabelo que se estende até à região parietal numa paciente feminina de 30 anos. Direita: Ludwig III: Alopécia avançada que poupa parcialmente a linha frontal do cabelo
(fonte: Reza P Azar. FUE Hair Transplantation - A Minimally Invasive Approach).

(iii) Terapia Médica da Alopécia Androgenética

Estatisticamente, a AGA afectará 80% dos homens de pele clara até aos 60 anos de idade, no máximo. No planeamento de uma terapia eficaz da AGA, é crucial considerar esta forma de queda de cabelo como uma desordem crónica que normalmente apresenta um curso clínico progressivo. Tendo em conta o objectivo de fornecer permanentemente mais cabelo ao paciente, esta circunstância requer um planeamento terapêutico a longo prazo que vá para além de um simples transplante capilar.

A complementação do transplante capilar com terapia médica inicial representa uma combinação terapêutica eficaz. Uma terapia combinada eficaz consiste na reconstrução cirúrgica das áreas do couro cabeludo afectadas pela queda de cabelo por meio de transplantes capilares, juntamente com o tratamento médico simultâneo da queda progressiva do cabelo geneticamente predeterminada.

Descreveremos abaixo os dois ingredientes activos mais eficazes contra a AGA, a saber, minoxidil e finasterida. Ambos os medicamentos protegem o folículo contra a atrofia e assim retardam a queda de cabelo geneticamente predeterminada. Além disso, podem mesmo inverter o processo de miniaturização. Alguns dos cabelos miniaturizados são transformados novamente em cabelos terminais genuínos, maximizando a densidade do cabelo e melhorando cada vez mais a aparência do paciente. Sob a supervisão de um médico, a finasterida oral pode ser combinada com minoxidil tópico. Utilizados em combinação, podem ser capazes de alcançar um resultado melhor do que cada agente separadamente.

Minoxidil

O minoxidil é um vasodilatador que foi usado já nos anos 70 sob a forma de comprimidos para tratar crises hipertensivas. Com efeitos secundários indesejáveis, tais como uma forte diminuição da pressão arterial e hipertricose, a droga caiu cada vez mais de favor no tratamento da hipertensão arterial.

O efeito positivo do minoxidil no crescimento do cabelo em AGA levou a uma utilização crescente da substância no tratamento tópico da AGA [68]. Foi inicialmente aplicado como um líquido e mais tarde também como espuma. No entanto, é necessário aplicar o minoxidil directamente no couro cabeludo duas vezes por dia para se obter um efeito positivo.

A espuma de minoxidil, ao contrário da solução de minoxidil, não contém propilenoglicol, levando assim a menos irritação da pele, como prurido, eritema, ou secura do couro cabeludo. A concentração recomendada de ambas as formas de minoxidil é de 5% para os homens.

Uma concentração recomendada de apenas 2% é considerada suficiente nas mulheres para minimizar o risco de pêlos corporais e faciais indesejados.

O mecanismo exacto da acção do minoxidil sobre o AGA é desconhecido. No entanto, o efeito vasodilatador do minoxidil desempenha presumivelmente um papel secundário, se é que desempenha de todo.

A aplicação tópica de minoxidil levou a um aumento da contagem de cabelo e a um aumento do diâmetro da haste capilar em poucos meses [69]. O aumento da densidade óptica pode ser alcançado em 30-42% dos pacientes no prazo de 1 ano [70].

Finasteride

A finasterida tem um efeito no folículo capilar semelhante ao do minoxidil. A terapia com finasterida altera a proporção de pêlos telogénicos em relação aos pêlos anagénicos e, por conseguinte, aumenta o número de pêlos e o diâmetro da haste capilar [71].

Entre 70% e 90% dos doentes masculinos com AGA podem parar ou abrandar significativamente a sua queda de cabelo durante 2-5 anos com 1 mg de terapia com finasterida. Uma melhoria óptica da densidade capilar pode ser alcançada em 48% dos pacientes no primeiro ano de tratamento e em 66% no segundo ano [72].

O efeito positivo da finasterida na AGA masculina não se restringe à região do vértice, mas pode também ser alcançado na região frontal e central dos cabelos da cabeça [73] (Fig. 2.13).

No AGA masculino, o couro cabeludo e os folículos capilares exibem uma concentração elevada de receptores andrógenos. A afinidade da diidrotestosterona (DHT), um produto de clivagem activa da testosterona, para os receptores andrógenos é muitas vezes superior à afinidade da própria molécula de testosterona.

A clivagem catalítica da testosterona ao DHT é provocada pela enzima 5alpha-reductase II. A ligação dos receptores androgénicos de DHT do folículo capilar desempenha um papel decisivo na patogénese da AGA masculina.

Embora os mecanismos patogénicos do DHT em AGA ainda não sejam suficientemente conhecidos, a diminuição da sua concentração no plasma e no couro cabeludo com bloqueadores 5alfa-reductase II é uma das formas mais eficazes de tratamento médico.

A dose diária recomendada para o tratamento da AGA masculina contém 1 mg [74]. Drake mostrou que uma dose diária de 0,2 mg de finasterida diminui a concentração de DHT no couro cabeludo em até 68%. Num grupo de controlo com uma dose diária de 1 mg de finasterida, houve uma diminuição na concentração de DHT no couro cabeludo de até 72%. Com base nestes resultados, uma terapia óptima com finasterida de AGA pode ser alcançada com uma dose diária mínima de 0,2 mg [75].

Duas importantes conclusões podem ser tiradas destes resultados. Primeiro, a dose mais baixa coloca menos carga sobre o doente. Segundo, a menor quantidade de ingrediente activo reduz o custo do tratamento.

Note-se, contudo, que a toma de finasterida também pode levar a efeitos secundários indesejáveis. Um dos efeitos secundários mais frequentemente temidos é a disfunção sexual, que pode assumir a forma de impotência ou diminuição da libido.

Diz-se que vários estudos corroboram ou refutam uma relação causal entre finasterida e disfunção sexual. De 100 pacientes que receberam uma dose diária de 1 mg do ingrediente activo finasterida durante um período de 6 meses, apenas dois candidatos se queixaram de disfunção sexual. No grupo do placebo, apenas um candidato se queixou de sintomas de disfunção sexual.

Devido ao seu efeito teratogénico em mulheres em idade fértil e à sua falta de eficácia em mulheres na pós-menopausa, a finasterida não é utilizada no tratamento de pacientes do sexo feminino com AGA.

4.4 O domínio dos doadores como base do transplante de cabelo

Embora as origens do transplante capilar remontem ao século XIX, foi apenas em 1959 que a publicação do médico americano Norman Orentreich lançou o primeiro marco na cirurgia de restauração capilar. Ele foi o primeiro a reconhecer e descrever o facto de que os cabelos saudáveis do doador conservam as suas características fisiológicas vitais após o transplante. Isto também se aplica quando o local receptor está localizado numa área afectada pela queda de cabelo determinada geneticamente.

Consequentemente, os transplantes são também capazes de estimular o crescimento de cabelo a longo prazo e produzir cabelo saudável mesmo num novo local. Orentreich cunhou o termo "domínio dos doadores" na perda genética de cabelo, que utilizou para descrever este fenómeno.

Domínio dos doadores. As raízes capilares da franja de cabelo e os pêlos do corpo não são normalmente afectados pela queda de cabelo genética. Continuam a produzir cabelo durante toda a vida do paciente depois de serem redistribuídos em áreas carecas afectadas pela AGA. Esta característica é referida como dominância do doador.

4.5 A área doadora

Em pacientes com queda de cabelo genética, a parte coberta de cabelo do crânio está dividida em duas áreas principais: a área doadora fiável e a área doadora não fiável.

Poder-se-ia considerar a área da cabeça afectada pela perda de cabelo androgenética como uma área doadora pouco fiável, na qual a perda de cabelo irá ocorrer cada vez mais à medida que o tempo passa. No início da queda de cabelo, esta área doadora não fiável contém folículos capilares saudáveis mas que, com o tempo, serão progressivamente afectados pela queda de cabelo androgenética.

Em contraste, a "área doadora fiável" contém folículos capilares saudáveis que apresentam insensibilidade à dihidrotestosterona (DHT) e, portanto, não são afectados pela queda de cabelo genética e, mesmo no curso clínico posterior, serão minimamente afectados.

Para que os folículos capilares desenvolvam um crescimento permanente do cabelo, é crucial colher exclusivamente folículos insensíveis a DHT da área doadora fiável, uma vez que só estes assegurarão o crescimento a longo prazo.

Área Doadora de Confiança. A área doadora fiável contém FUs saudáveis que são insensíveis à dihidrotestosterona (DHT). Estes cabelos não são afectados pela queda de cabelo genética e são, portanto, adequados para transplante capilar.

Área doadora pouco fiável. A área doadora não fiável contém UCs afectadas que são sensíveis à dihidrotestosterona (DHT). Estes cabelos são afectados pela queda de cabelo genética e, portanto, não são adequados para transplante capilar. Devido à sua sensibilidade à DHT, estes pêlos também cairiam num novo local.

A determinação da área doadora fiável é assim de grande importância, uma vez que apenas esta área da cabeça é adequada a longo prazo como área doadora para a colheita de transplantes.

Para maximizar o benefício para o paciente, a área de confiança deve ser sempre determinada numa base altamente individual, em contraste com numerosas descrições muito gerais na literatura. Aqui, uma história familiar abrangente fornece uma base importante.

Enquanto que os métodos convencionais (método em tiras, método punch) são rudimentares a este respeito e consideram a "franja de cabelo" como uma área doadora fiável, o transplante capilar minimamente invasivo é muito mais específico. Para além da franja de cabelo como área doadora, também se pode usar pêlos do corpo para a colheita de enxertos. Isto expande significativamente a extensão potencial do transplante na maioria dos pacientes. Particularmente os pacientes com pouco cabelo restante doador na cabeça beneficiam da oportunidade de usar pêlos do corpo como cabelo doador.

4.6 A área receptora

A área receptora refere-se à área do corpo afectada pela queda de cabelo por várias causas, que é, consequentemente, o local que vai receber novo cabelo. Na AGA, esta é geralmente a região anterior e vértice da cabeça, que é caracterizada pela hipersensibilidade à hormona esteróide dihidrotestosterona (DHT) e, portanto, afectada pela queda de cabelo genética.

Se um transplantar cabelos insensíveis ao DHT da área doadora fiável para esta região, estes manterão a sua insensibilidade ao DHT e, portanto, não cairão depois de serem transplantados para a área receptora.

Para transplante de sobrancelhas, cílios, ou barba, a área receptora já se encontra na posição apropriada.

4.7 Colocação de enxertos

A colocação dos enxertos na área receptora prossegue de forma quase idêntica em todos os métodos. Pequenos locais receptores em que os pêlos crescerão mais tarde são dissecados no local. Os enxertos são colocados nestes locais receptores e crescem juntamente com o couro cabeludo (ou pele da pálpebra ou sobrancelha), onde mais tarde irão produzir pêlos.

CAPÍTULO 5

AS TÉCNICAS E MÉTODOS DE TRANSPLANTE CAPILAR

5.1 "Convencional" e "Técnica Minimamente Invasiva

Como já foi descrito, todos os métodos de transplante capilar incluem a fase de colheita, a fase de armazenamento, e a fase de colocação do enxerto.

Todos os métodos de transplante capilar comummente utilizados discutidos com mais detalhe nos capítulos seguintes têm semelhanças em certas fases. Por exemplo, os enxertos são colhidos do que é conhecido como área doadora, ou seja, da parte da cabeça não afectada pela queda do cabelo, geralmente a franja do cabelo. Mesmo a colocação de FUs individuais nas áreas calvas é essencialmente idêntica nos diferentes métodos.

A maior diferença, e a crucial, entre os vários métodos pode ser vista na técnica de extracção, ou seja, a técnica de colheita dos folículos capilares. Os métodos técnicos de colheita dos enxertos estão divididos em dois grupos, as chamadas técnicas de colheita convencional e a técnica de colheita minimamente invasiva.

Por uma questão de exaustividade, deve notar-se que actualmente o transplante capilar só é possível com material de enxerto autólogo, ou seja, o que pertence ao mesmo indivíduo.

> **Métodos técnicos para a colheita de enxertos**
> - Técnicas convencionais de colheita: método punch ou biopsia punch e método strip ou FUT
> - Técnica de colheita minimamente invasiva: Método FUE (ou método IFUE optimizado)

Cada método de transplante capilar deixa para trás os seus traços característicos sob a forma de danos na pele ou falta de cicatrizes, bem como o aspecto do resultado do transplante. Isto será discutido mais detalhadamente nas explicações dos respectivos métodos.

5.2 Os Métodos de Técnicas de Colheita Convencionais

(i)   O método Punch ou o método Punch Biopsy

Originário do Japão, o método de colheita de enxertos descrito por Okuda encontrou o seu caminho para o mundo ocidental através do médico americano Orentreich.

No entanto, à luz dos resultados clínicos pobres e cosmeticamente não naturais, a euforia inicial e a esperança morreram rapidamente. Isto porque a inserção directa de transplantes colhidos com um punção de 4 mm criou resultados tufados muito pouco naturais (Fig. 5.1).

O resultado inestético na área receptora foi abordado de duas maneiras: primeiro, utilizando golpes menores e, segundo, dissecando finamente os grandes cilindros de pele cobertos de pêlo em enxertos menores (Fig. 5.2).

A dissecação inicial em miniaturas e microenxertos produziu resultados insatisfatórios. À medida que a compreensão da anatomia das unidades foliculares e da sua disposição melhorava, os mini-enxertos e microenxertos caíam cada vez mais a favor.

O ligeiro rendimento dos enxertos obtidos com o método de punção associado a grandes cicatrizes circulares ou elípticas cosmeticamente inaceitáveis na área doadora continuaram a ser as maiores desvantagens deste método de tratamento, apesar das novas técnicas de dissecação e dos melhores resultados clínicos na área receptora.

Para maximizar o rendimento do enxerto e permitir novos tratamentos num paciente no futuro, o cirurgião de restauração capilar deve expandir a área doadora para incluir toda a região occipitoparietal e occipital, fila a fila. Isto cobre toda a franja capilar com grandes cicatrizes (Fig. 5.3).

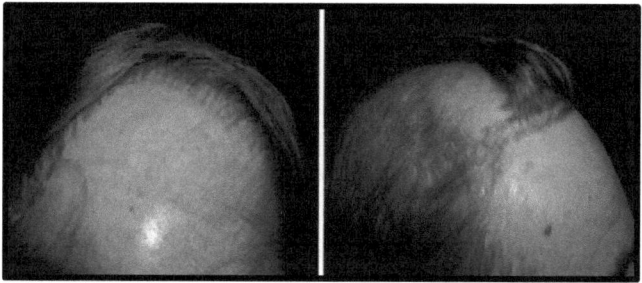

Fig. 5.1 A inserção de enxertos grosseiramente dissecados com vários pêlos por enxerto, como nos mini-enxertos, leva ao que é conhecido como o "efeito cabeça de boneca". Este efeito foi frequentemente observado anteriormente em conjunto com o método do punch

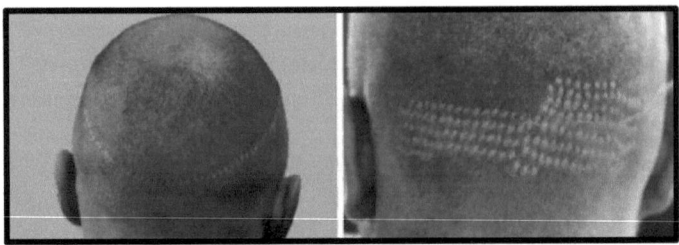

Fig. 5.2 Esquerda: Cicatrizes de colheita occipital deixadas pelo método de punção usando um punção com um diâmetro interior de 4 mm. Direita: Cicatrizes de colheita occipital deixadas pelo método de punção usando um punção com um diâmetro interior de 1,7 mm

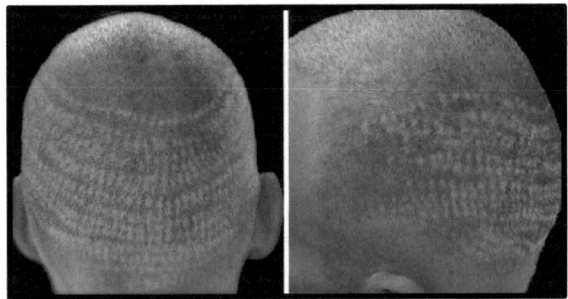

Fig. 5.3 Um paciente de 46 anos com AGA progressiva, NW IV, mostrando numerosas cicatrizes de colheita elíptica após sete transplantes capilares com o método punch
(fonte: Reza P Azar. FUE Hair Transplantation - A Minimally Invasive Approach).

Alguns médicos empregam uma forma modificada do método do soco. O processo de punção é realizado utilizando um punção motorizado de 3,5-4 mm. As bordas dos orifícios do punção sobrepõem-se para produzir uma longa ferida contínua que cicatriza para formar uma cicatriz horizontal parecida com um fio de pérolas. A sobreposição dos furos do punção leva a maiores danos do tecido do que o método clássico do punção (Figs 5.4 e 5.5).

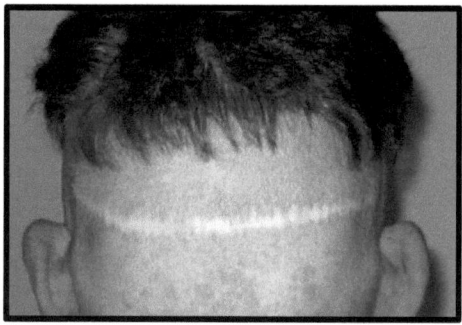

Fig. 5.4 Cicatrizes occipitais de colheita de "cordão de pérolas" com 5-7 mm de largura num doente do sexo masculino de 28 anos, resultantes de um método de punção modificado

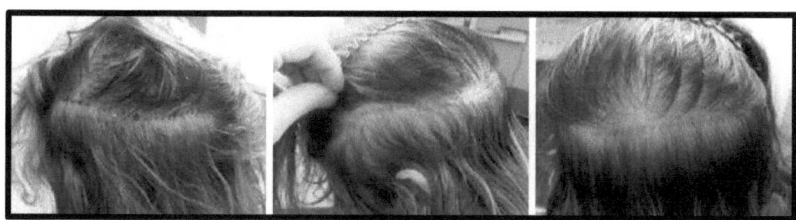

Fig. 3.5 Paciente do sexo feminino, Ludwig I, estado após a perda de cabelo após o transplante utilizando um método de punção modificado. Esquerda: Perda de choque de eflúvios agudos após o 7º dia pós-operatório. Meio: Estado após a terceira semana de pós-operatório. Direita: Estado pós-choque: Estado após a sexta semana de pós-operatório (fonte: Reza P Azar. FUE Hair Transplantation - A Minimally Invasive Approach).

Há duas razões para o ligeiro rendimento do enxerto pelo método do punção:
- Perda do enxerto por destruição iatrogénica dos folículos capilares adjacentes: um murro com um diâmetro de 4 mm causa necessariamente danos ou destruição dos folículos capilares anatomicamente adjacentes. O número de folículos capilares danificados ou destruídos é provavelmente de cerca de 3 FUs por ciclo de punção. Para colher 1000 enxertos, o cirurgião tem de repetir o ciclo de punção cerca de 80 vezes, sendo que a perda resultante do enxerto devido à destruição iatrogénica dos folículos capilares adjacentes totaliza cerca de 240 FUs.
- Perda de enxerto devido à destruição iatrogénica de pêlos telogénicos em resultado do procedimento de dissecação: cada enxerto perfurado de 4 mm contém cerca de 12 FUs. Normalmente 15% destes estão na fase telogénica e,

consequentemente, não são detectáveis visualmente. Isto corresponde a cerca de 1,8 FUs por ciclo de punção. A 80 ciclos de punção, a perda correspondente é de cerca de 144 FUs.

A perda total na colheita de 1000 enxertos ascende, portanto, a cerca de 384 UF, por outras palavras, mais de 38%.

Não surpreendentemente, este método convencional era pouco popular entre os doentes e, por isso, tem vindo a cair cada vez mais de favor.

Avaliação do método Punch
As desvantagens do método do murro incluem:
- Traumatismo grave dos tecidos na área doadora.
- Cicatrizes extensas.
- Baixo rendimento de enxertos.
- Perda de enxertos devida à destruição iatrogénica dos folículos capilares vizinhos.
- Perda de enxertos devida à destruição iatrogénica dos folículos capilares telogénicos.
- Os múltiplos ciclos de dissecação do cilindro cutâneo coberto de pêlo aumentam o risco de traumatismo dos tecidos e levam a uma diminuição das taxas de sobrevivência.
- Perda de choque telógeno iatrogénico de efluentes com possível desbaste irreversível na área doadora.

(ii) *O Método das Tiras (Método FUT)*

Primeiro introduzido pela Tamura, o método de colheita de tiras de pele que são depois divididas e subsequentemente implantadas na área receptora caiu um pouco de favor e experimentou algo de renascimento nos anos 80. O progresso na investigação e trabalho com microscópios aumentou a compreensão dos cirurgiões de restauração capilar da FU como uma unidade anatómica. As etapas individuais da dissecação sofreram uma optimização crescente, o que levou a um maior desenvolvimento do método da tira.

Actualmente, estima-se que mais de 90% de todos os transplantes capilares são realizados através do método das tiras. Como este método é utilizado com tanta frequência, discutiremos e analisaremos as etapas individuais do procedimento com mais detalhe.

Os Passos no Método da Tira

O termo FUT é um acrónimo para "transplante de unidade folicular" e é sinónimo do método das tiras. O termo FUT é provavelmente um pouco enganador, pois não descreve a técnica de colheita mas a técnica de inserção, que desde então se tornou idêntica para todos os métodos de transplante capilar. O FUT não envolve a colheita dos FUs individuais mas a remoção de uma tira completa da parte de trás da cabeça do paciente.

O tratamento pelo método das tiras consiste essencialmente em quatro etapas consecutivas de transplante:

- **Dissecção de uma tira de pele da parte de trás da cabeça**
- **Divisão e processamento da tira em UGF individuais ou enxertos**
- **Criação das incisões receptoras**
- **Colocação dos enxertos**

Na secção seguinte, iremos explicar brevemente os passos individuais e avaliar as respectivas vantagens e desvantagens sob a forma de complicações e/ou riscos.

Dissecção da Tira de Pele da Parte de trás da Cabeça
Dependendo do âmbito da intervenção, uma longa faixa de pele é colhida da região occipitoparietal da parte de trás da cabeça.

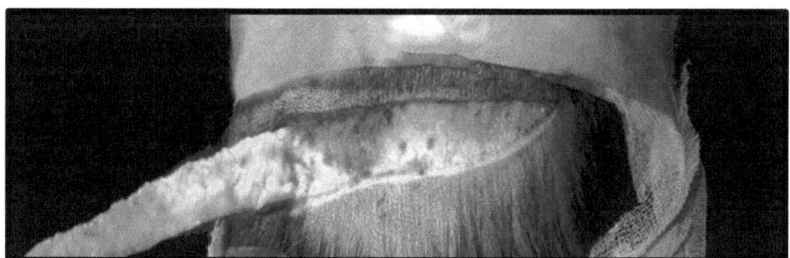

Fig. 3.6 Colher uma aba occipital de pele com o método de tira (fonte: Reza P Azar. FUE Hair Transplantation - A Minimally Invasive Approach).

Para colher o enxerto, o bisturi é colocado na direcção do crescimento do cabelo e desenhado obliquamente e inferosuperiormente para fazer uma incisão em forma de fuso ou elíptica. A hemorragia por lesão vascular causada pela colheita do enxerto é controlada por electrocauterização. A ferida resultante do local doador aparece como uma fenda na pele que pode ser fechada com suturas ou agrafos (Fig. 3.6).

Divisão e Processamento da Tira em UGF individuais ou Enxertos

Após a colheita da tira, os assistentes técnicos dividem-na em tiras ainda mais pequenas numa série de etapas. Os enxertos são então dissecados destas tiras sob o microscópio.

Vantagens do Método das Tiras

As etapas de divisão da tira de pele e a subsequente dissecação dos enxertos podem ser realizadas por não-físicos. Consequentemente, os custos podem ser mantidos baixos ou, respectivamente, o fornecedor pode alcançar uma margem de lucro mais elevada.

Os defensores do método das tiras afirmam frequentemente que um único tratamento com o método das tiras pode colher quantidades significativamente maiores de enxertos (de mais de 2500 a 5000 enxertos) em comparação com outros métodos.

No entanto, esta afirmação não é totalmente correcta. Assumindo uma faixa com um comprimento de 24 cm e uma largura de 1 cm e uma densidade folicular média (FD) de 70 FUs por cm2, o cirurgião pode colher 1680 FUs ou enxertos. Existem apenas duas formas de aumentar ou duplicar o número de enxertos:

- Aumenta-se ou duplica a largura da faixa, aceitando assim traumas mais graves do tecido e uma largura de cicatriz superior a 1 cm.

- Divide-se as unidades foliculares e obtém-se assim um número maior ou mesmo o dobro do número de enxertos. Consequentemente, as unidades foliculares são danificadas e aceita-se uma taxa de sobrevivência significativamente reduzida.

Desvantagens do Método das Tiras

(a)   Taxas de sobrevivência mais baixas como resultado de dissecções múltiplas

A tira de pele é dividida e processada em enxertos em várias etapas no método da tira. Como o tecido sensível é sujeito a alterações mecânicas e desidratação durante o processamento, torna-se danificado, o que se reflecte numa taxa de sobrevivência reduzida.

(b)   Tempo de armazenamento de enxertos longos

Passa um certo tempo entre a colheita da aba de pele e a conclusão dos enxertos obtidos a partir da mesma. Durante este tempo, o tecido está fora do corpo humano. Este tempo de armazenamento expõe os enxertos a um risco acrescido de danos celulares hipóxicos e necrose.

(c)   Redução do reservatório doador da perda de cabelo telogénico

A quantidade de perda de enxertos é ainda maior porque no método da tira mesmo os folículos telogénicos, ou seja, folículos que no momento da colheita estão na fase de repouso e não produzem crescimento, são completamente destruídos e perdidos.

Cerca de 15% de todos os folículos capilares do couro cabeludo estão na fase telogénica e não são visualmente detectáveis, embora estejam presentes. Quando a tira colhida é dividida e processada em UF individuais, estes folículos invisíveis são permanentemente destruídos, embora tivessem produzido pêlos mais tarde.

(d) Cicatrizes extensivas

A excisão da tira de pele cria uma cicatriz com um comprimento de cerca de 15-24 cm. O ideal é que a cicatriz tenha uma largura de cerca de 3 mm. No entanto, esta cicatriz mínima de apenas 3 mm de largura requer que a tira colhida não seja mais larga do que 10 mm. A colheita de uma tira de 15 mm de largura cria uma cicatriz com três vezes essa largura, até 9 mm. Existe uma correlação conhecida entre a largura da tira colhida e a largura subsequente da cicatriz [76].

A colheita da tira reduz a frouxidão fisiológica da pele, levando a uma tensão excessiva nas bordas da ferida e, assim, a um alargamento da cicatriz. Este comportamento reactivo em resposta às tensões biomecânicas é conhecido como "stretch-back" e ocorre normalmente no prazo de 6 meses após o tratamento.

(e) Perda de enxertos por ferimentos em folículos capilares adjacentes

Fazer a incisão para colher a faixa e mais tarde dividi-la em enxertos individuais resulta na transecção de UGF adjacentes. Esta perda ascende provavelmente a cerca de 10-15% [77].

Exemplo: ao colher uma faixa de 24 cm de comprimento e 1 cm de largura com uma densidade folicular de 70 UFC por cm2, o número de UFC incluído é de 1680. Com uma perda estimada de 10%, 168 UF serão perdidos para a transecção.

5.3 Incisão dos locais receptores e colocação dos enxertos

Todos os métodos de transplante capilar são idênticos apenas na parte final do tratamento, que consiste em duas etapas importantes:

- Incisão dos furos ou fendas do recipiente
- A posterior colocação dos FUs ou enxertos

A maior prioridade nesta parte final decisiva do procedimento deve ser a maior repartição de tecidos possível para evitar traumatizar a área receptora. Esta parte final do tratamento é o que determina se os enxertos vão sobreviver, e por isso é absolutamente crucial para se conseguir um bom resultado.

Um instrumento de incisão é utilizado para criar sítios receptores na área receptora. É particularmente importante colocar os enxertos no ângulo adequado de modo a dar ao cabelo uma direcção natural de crescimento e assegurar uma aparência natural e estética. Se os enxertos não forem colocados no ângulo adequado, o resultado será um crescimento do cabelo não homogéneo em diferentes direcções, criando uma aparência não natural.

Requisitos para a colocação de enxertos com sucesso

Os seguintes requisitos devem ser cumpridos para maximizar a taxa de sobrevivência dos enxertos:

Deve ficar claro que o processo de transplante, ou seja, a colocação completa dos enxertos, é um dever pessoal do médico que NÃO deve ser delegado a profissionais não médicos.

A delegação de etapas individuais do procedimento a pessoal não-físico, e portanto não autorizado, é ilegal em certos países como a Alemanha. Além disso, é uma conduta pouco ética em relação ao doente, uma vez que é imoral. Em primeiro lugar, os profissionais não médicos não terão mais contacto com o doente depois de fazerem o seu trabalho. Segundo, se o médico não executar pessoalmente este passo absolutamente importante ou se nem sequer estiver presente pessoalmente, isto criará uma distância pessoal e profissional ao paciente que conduz necessariamente à "perda de fricção" e a uma familiaridade incompleta com a situação do paciente.

Caso a operação decorra de forma menos que óptima ou falhe, o médico não poderá fazer uma avaliação válida das causas durante o exame de seguimento, uma vez que o médico não estava presente. Isto significa que não pode ser efectuada uma análise de erro conclusiva, e os erros serão repetidos no futuro. A falta de feedback sobre o próprio trabalho pessoal significa que nem o médico nem o não-médico aprenderão com a experiência.

Infelizmente, a delegação da colocação de enxertos por razões de custos é, no entanto, uma característica da prática clínica diária em muitos consultórios e clínicas. Isto introduz enormes riscos e problemas.

Os outros efeitos adversos nos pacientes são consideráveis e levam naturalmente a múltiplas intervenções correctivas a um custo financeiro enorme.

Os erros mais comuns na colocação de enxertos incluem:

- A manipulação inadequada dos enxertos com fórceps causa lacerações e lesões por esmagamento que reduzem a taxa de sobrevivência dos enxertos.
- O tamanho das incisões receptoras não está optimamente adaptado ao tamanho dos enxertos, levando a repetidas tentativas de colocação e causando lesões e lacerações nos enxertos. Em termos práticos, isto significa que a incisão receptora é demasiado pequena em relação ao tamanho do enxerto ou a profundidade da incisão receptora é menor do que o comprimento do enxerto.
- Os enxertos são colocados no ângulo errado. As incisões dos receptores criadas pelo médico antes da colocação dos enxertos têm ângulos diferentes. Estes

ângulos seguem normalmente a direcção do crescimento do cabelo adjacente existente. Estes ângulos podem desviar-se da direcção natural do crescimento, quando acordado pelo médico e pelo paciente.

Para além destes erros, existe o risco de contaminar a área doadora durante o procedimento de inserção. Para além da falta de crescimento do cabelo com cicatrizes graves, pode ocorrer frequentemente necrose da subcutis. Sem terapia antibiótica inicial e revisão cirúrgica precoce, podem resultar complicações graves.

5.4 Efeitos das Técnicas de Colheita Convencionais sobre o Resultado do Tratamento

Nas técnicas convencionais, a remoção da tira de pele portadora de pêlos é seguida pelas etapas de divisão e processamento da tira. A remoção está associada a um trauma grave do tecido e, portanto, a sequelas inevitáveis. A repetição do tratamento com métodos convencionais exacerba o trauma e as sequelas e, por esta razão, não pode ser considerada uma solução viável para o tratamento da queda progressiva do pêlo.

Possíveis sequelas de técnicas de colheita convencionais incluem:

- Elevada perda de enxertos, resultando num fraco rendimento de enxertos.
- Efluvião traumático iatrogénico.
- Cicatrizes excessivas.
- Cicatrizes dolorosas.
- Parestesias reversíveis ou irreversíveis na região cicatrizada.
- As posturas compensatórias podem levar a deficiências posturais, dores de cabeça, dores nas costas e tensão muscular.
- Hematomas.
- Infecções.
- Gangrena.

Uma consequência a longo prazo do método convencional é uma cicatriz inestética que muitas vezes impede o paciente de mais tarde optar por um penteado curto ou cabeça rapada. Consequentemente, os pacientes com queda progressiva do cabelo são continuamente forçados a submeter-se a outros tratamentos à medida que o tempo passa.

CAPÍTULO 6
A TÉCNICA DE TRANSPLANTE CAPILAR MINIMAMENTE INVASIVA

A técnica minimamente invasiva envolve uma habilidade e fineza particulares conseguidas através da utilização de instrumentos minimamente invasivos que produzem danos mínimos nas estruturas orgânicas. As técnicas convencionais (método de tira e método de perfuração) utilizam instrumentos indutores de trauma que danificam os órgãos.

6.1 Objectivos do Transplante Capilar Minimamente Invasivo

O transplante capilar é uma intervenção puramente cosmética, uma intervenção cirúrgica minimamente invasiva, normalmente realizada sem indicação médica. O objectivo do tratamento é assim o melhoramento visual subjectivo do corpo, o que coloca o foco no aspecto estético do tratamento. Os transplantes de cílios e sobrancelhas representam excepções, uma vez que os cílios e sobrancelhas também têm funções fisiológicas, tais como proteger os olhos da sujidade e do suor. Um requisito é essencialmente uma afirmação sobre a qualidade ou capacidade que é necessária para atingir um objectivo. Daqui decorre que a estética é uma condição crucial que um transplante capilar minimamente invasivo deve satisfazer para se conseguir um resultado de tratamento bom e satisfatório.

Na linguagem corrente, "estético" é usado como sinónimo de "belo", "de bom gosto" ou "apelativo". Este é o sentido em que "estético" será usado aqui, e este sentido será considerado como uma condição crucial que o transplante capilar minimamente invasivo deve satisfazer. Quando falamos de um "resultado estético" no transplante capilar, isto geralmente significa um resultado apelativo que parece o mais natural possível. Isto aplica-se à estética da área de transplante (linha do cabelo, densidade do cabelo, qualidade do cabelo e direcção do crescimento do cabelo), bem como à estética da área doadora (densidade do cabelo e ausência de cicatrizes). Isto pressupõe que o procedimento não pode causar traumas indiscriminados, uma vez que tais traumas deixarão traços sob a forma de cicatrizes irreversíveis e desbaste. Os resultados do tratamento estético e apelativo só são possíveis utilizando técnicas minimamente invasivas e atraumáticas que poupam as várias estruturas anatómicas, tais como os folículos capilares, a pele, os nervos e os vasos sanguíneos. Estas técnicas exigem um bom instinto cirúrgico e um grande respeito a fim de minimizar o trauma iatrogénico.

6.2 Requisitos para Transplante Capilar Minimamente Invasivo

O objectivo é evitar ou pelo menos minimizar as cicatrizes nas áreas receptora e doadora. Para o conseguir, devem ser cumpridos os seguintes requisitos.

Enxertos Colheita apenas por Extracção Anatómica Directa

A extracção anatómica directa poupa a maior parte do tecido cutâneo, uma vez que só são colhidas unidades foliculares individuais. As outras técnicas de extracção não anatómica recolhem várias unidades foliculares em conjunto que são depois dissecadas em unidades foliculares individuais em várias etapas.

A extracção anatómica, ou seja, a extracção de FUs individuais, também poupa os folículos capilares em repouso (telógenos) que não são visíveis a olho nu; os métodos convencionais danificam desnecessariamente ou mesmo destroem completamente estes folículos.

Colheita de enxertos de tamanho padronizado

A extracção de enxertos de tamanho padronizado é importante para o resultado posterior do transplante, uma vez que os pêlos transplantados se combinam para formar um todo estético e harmonioso sem qualquer contraste visual. Isto cria condições de crescimento idênticas para todos os enxertos. Agulhas de extracção de vários diâmetros são utilizadas para este fim.

Evitar o uso de Anestesia Local Tumescente

A anestesia local tumescente não é adequada para transplante capilar, uma vez que leva a uma maior pressão dentro do tecido, o que tem um efeito negativo na perfusão do tecido e pode levar a eflúvios agudos, perda de choque, e até mesmo necrose do tecido. O eflúvio (aumento da queda de cabelo) devido a trauma iatrogénico deve ser evitado na área doadora, bem como na área receptora. Efluvios irreversíveis na área doadora prejudicariam significativamente os transplantes capilares subsequentes ou mesmo torná-los-iam impossíveis devido à falta de cabelo doador. Como a solução tumescente drena para baixo, pode produzir um inchaço facial pós-operatório pouco atractivo. Isto dura geralmente cerca de uma semana e pode prejudicar seriamente a aparência visual do paciente. Muitas vezes o inchaço é tão grave que o paciente evitará aparecer em público. Estas soluções tumescentes comummente utilizadas são hoje consideradas obsoletas.

6.3 Vantagens do Transplante Capilar Minimamente Invasivo para o Paciente

Os artigos acima mencionados têm as seguintes vantagens específicas para o paciente:

- O tratamento é escalável e, portanto, repetível.

O número e a localização dos enxertos colhidos podem ser determinados com precisão pré-operativamente, permitindo um tratamento preciso e, portanto, óptimo sem perda de enxertos. Esta escalabilidade precisa poupa o tecido para que a intervenção minimamente invasiva possa ser executada repetidamente, independentemente da idade do paciente. Pode assim ser adaptada à situação individual do paciente. Em contraste, a remoção de uma faixa de pele inteira conduz inevitavelmente a um trauma iatrogénico grave na área doadora. Aqui, não é possível colher o número exacto de enxertos necessários, determinado por cálculos pré-operatórios. A obtenção de UGF individuais requer também etapas de dissecação adicionais que danificam os enxertos.

- O paciente pode usar o seu cabelo longo ou curto no pós-operatório sem ter de se preocupar em revelar uma cicatriz inestética.

- Mesmo em casos de queda de cabelo genética progressiva (80% dos casos de AGA), o paciente tem a opção de decidir contra novos transplantes de cabelo no pós-operatório e até mesmo rapar a cabeça sem grandes cicatrizes que tornariam isto impossível.

- Não há grandes cicatrizes pós-operatórias e, portanto, não há cicatrizes dolorosas, parestesias irreversíveis, ou sensibilidade ao tempo na região cicatrizada.

6.4 FUE: O Método de Transplante Capilar Minimamente Invasivo

"FUE" significa "extracção de unidades foliculares", o método minimamente invasivo de transplante capilar com extracção anatómica directa de unidades foliculares. O cabelo cresce em feixes naturais que podem conter até cinco fios de cabelo. Os cabelos ocorrem assim em grupos que contêm números variáveis de cabelos (de um a cinco), conhecidos como "unidades foliculares".

No método FUE, as unidades foliculares são colhidas individualmente, mas ainda como uma unidade anatómica completa.

Na primeira etapa do procedimento, os FUs são extraídos individualmente da franja de cabelo utilizando pequenas agulhas de extracção especialmente concebidas para o efeito. A agulha canulada é deslizada sobre o cabelo ou pêlos e aplicada obliquamente inferiormente na direcção do crescimento do pêlo. Com movimentos oscilantes gerados manualmente, as agulhas de extracção afiadas penetram na epiderme, por vezes tão profundas como a camada superior ou média da subcutis.

Na segunda etapa do procedimento, os FUs, que ainda se encontram na pele, são extraídos do tecido cutâneo com uma pinça de extracção fina. São armazenados numa solução salina fria, estéril e fisiológica até serem implantados na área receptora. As micro feridas criadas pela extracção são tão pequenas que cicatrizam espontaneamente em poucos dias, não deixando praticamente cicatrizes. Esta técnica não só torna possível a colheita de UGF individuais intactas. Também normalmente não deixa vestígios visíveis sob a forma de cicatrizes significativas.

Executado correctamente, o método cria apenas um trauma mínimo no couro cabeludo. Como resultado, não ocorre nem desbaste do cabelo devido à perda de choque nem miniaturização do cabelo nativo. Esta técnica de extracção de tecidos particularmente espaçosa, associada à colheita de enxertos precisamente escalonáveis, significa que este procedimento eficaz e atraumático pode ser repetido a intervalos apropriados, como pode ser necessário em pacientes com AGA progressiva.

O método FUE também tem outra vantagem particular. Como não danifica a pele, pode ser realizado não só no couro cabeludo, mas também no corpo. Isto expande a região doadora a partir da "franja de cabelo fiável" para incluir um grande reservatório adicional de cabelo doador, nomeadamente, barba e pêlos do corpo.

Quando a estrutura do cabelo permite, as unidades foliculares podem ser colhidas como cabelo doador das regiões do peito, perna e axila. Isto é particularmente vantajoso para os pacientes que não têm muito cabelo na cabeça.

O método FUE é actualmente a única técnica de extracção atraumática e, portanto, o único procedimento minimamente invasivo no transplante de cabelo.

6.5 Procedimento pré-operatório

(i) História

O primeiro passo pré-operatório é obter uma história do paciente. Como foi descrito anteriormente, devido à prevalência da doença, estamos a lidar principalmente com doentes com AGA. Por esta razão, podemos ignorar em grande parte a história e o diagnóstico diferencial de outras formas de queda de cabelo. Como a AGA apresenta um padrão de herança poligénica, deve ser dada prioridade absoluta à obtenção de um historial familiar completo. A análise precisa do estado do cabelo dos membros próximos da família fornecerá informações importantes sobre o curso clínico posterior da queda de cabelo e representa uma importante linha de base para o planeamento. A história familiar centra-se numa análise meticulosa e detalhada dos membros da família imediata e alargada (até ao terceiro grau de consanguinidade) também afectados pela queda de cabelo. Sempre que possível, os pacientes devem trazer fotografias destes membros da família, de preferência tiradas em tenra idade. Muitos pacientes já terão encontrado pistas específicas e desenvolvido certas suspeitas como resultado da sua própria investigação e exame de fotografias. Trabalhando em conjunto, o paciente e o médico podem normalmente identificar os membros da família afectados ou susceptíveis de serem afectados pela queda de cabelo e confirmar uma suspeita.

O importante é que os indivíduos não devem ser categorizados de acordo com um determinado padrão de queda de cabelo androgenética com base na sua cor de cabelo e/ou estrutura capilar. Isto porque a característica androgenética da perda de cabelo pode ser transmitida independentemente das características da estrutura e cor do cabelo.

Embora 70% dos doentes afectados herdem a sua queda de cabelo através da linha paterna, a linha materna também deve ser examinada com mais pormenor no que diz respeito ao seu padrão de queda de cabelo.

A opinião comum de que a linha paterna não tem qualquer influência sobre a queda de cabelo não só é incorrecta como também conduz a uma situação em que muitas pessoas afectadas recebem conselhos inadequados e, consequentemente, recebem o tratamento errado.

Os dados recolhidos aquando da obtenção de um histórico familiar servem para determinar o estado actual do cabelo e prever a extensão da perda de cabelo esperada no futuro. O passo seguinte envolve comparar o padrão de queda de cabelo do paciente com os padrões de queda de cabelo dos familiares afectados na família imediata e alargada (até ao terceiro grau de consanguinidade) e finalmente categorizá-los com a pessoa ou pessoas que tenham o padrão mais semelhante. A classificação Norwood é muito útil a este respeito.

Quando ambos os avós de um paciente são ou foram afectados pela AGA, o padrão mais semelhante de queda de cabelo fornecerá uma importante pista quanto à linha de herança. Esta categorização deve também ter em conta a idade crescente do paciente. A correlação mais ou menos positiva entre a queda de cabelo e a idade biológica continua até aos 65 anos, e só então se pode esperar que a taxa de queda de cabelo abrande ou estagne [63]. A experiência demonstrou que com cerca de 70% dos pacientes, pelo menos um parente pode ser encontrado com um padrão semelhante de queda de cabelo. Apenas com uma história familiar abrangente é que o médico está em posição de determinar tanto a progressão da queda de cabelo como a "área doadora fiável" com a precisão necessária e, assim, chegar a uma possível indicação de tratamento cirúrgico.

(ii) Critérios de   Indicação e Contra-indicação

Os seguintes critérios são importantes para determinar se um transplante capilar é indicado ou contra-indicado:
- Os resultados da história da família

- A tensão psicológica da aflição para o paciente individual
- O que o paciente individual espera de um transplante capilar
- A idade do paciente

Estes critérios variam com cada paciente e influenciam-se mutuamente até um certo ponto. A secção seguinte descreve os critérios individuais e as combinações de critérios que são frequentemente encontrados na prática do cirurgião de restauração capilar.

Pacientes com História Familiar Incompleta

Cerca de 30% dos pacientes não podem ser categorizados como tendo um padrão de queda de cabelo semelhante ao de um familiar porque o seu historial familiar é incompleto. Nestes casos, falta informação importante sobre a evolução clínica da queda de cabelo. Por conseguinte, deve ter-se muito cuidado antes de determinar que a intervenção é indicada.

Determinar se o transplante capilar é indicado torna-se particularmente difícil em pacientes com menos de 40 anos de idade cuja queda de cabelo ainda não está totalmente desenvolvida e que não têm parente conhecido com um padrão semelhante de queda de cabelo. Isto porque a queda progressiva do cabelo poderia terminar num padrão Norwood tipo VI ou VII, o que poderia representar uma contra-indicação para o transplante capilar.

História familiar pouco clara em combinação com a idade jovem

Levanta-se a questão quanto à idade mínima em que os transplantes capilares podem ser úteis. Para intervenções que utilizam técnicas convencionais, a descoberta de que o transplante capilar é indicado numa idade jovem (entre os 18 e 30 anos) é, por direito, objecto de intensa controvérsia. A situação é um pouco diferente para as técnicas minimamente invasivas devido à sua preservação de tecidos e à sua escalabilidade, que permitem, portanto, a repetição de procedimentos subsequentes. Deve ser exercida muita cautela com pacientes jovens com um historial familiar pouco claro. Isto requer a avaliação de um médico muito experiente que, em seguida, determina que tratamento é indicado em estreita consulta com o paciente.

Expectativas dos pacientes em relação ao transplante capilar

Ao obter a história, o médico deve também avaliar as expectativas específicas do paciente a partir de um possível transplante capilar.

Foi demonstrado que os pacientes jovens em particular (aqueles entre 20 e 30 que já têm um padrão Norwood tipo I-III) têm expectativas muito elevadas. Isto porque só passou pouco tempo desde que tinham uma cabeça cheia de cabelo com uma linha completa de cabelo. Para estes pacientes em particular, é difícil compreender e aceitar a futura perda progressiva de cabelo que irá continuar até cerca dos 65 anos de idade. Estes pacientes requerem normalmente uma consulta particularmente detalhada e demorada, a fim de compreenderem plenamente a sua desordem e as suas ramificações.

Estes pacientes esperam muitas vezes que um único transplante capilar lhes permita recuperar a densidade natural do cabelo. No entanto, esta é claramente uma noção irrealista que dá ao paciente uma expectativa exagerada sobre o que o transplante capilar pode alcançar. Tais expectativas por parte dos pacientes são ocasionalmente baseadas nas promessas irrealistas de certas clínicas e médicos, muitas vezes apoiadas por mensagens não qualificadas em fóruns na Internet. O médico deve corrigir tais expectativas exageradas sobre o que um tratamento bem sucedido pode alcançar e assegurar que o paciente tenha uma imagem realista antes de o tratamento poder começar. Nos casos em que o paciente mantém expectativas irrealistas que mesmo uma consulta realista não foi capaz de corrigir, o tratamento do paciente é contra-indicado e deve ser recusado.

Tensão psicológica devido à queda de cabelo
Muitos pacientes sofrem de queda progressiva do cabelo hereditário numa idade muito jovem. A sua queda de cabelo irá inevitavelmente continuar a progredir no futuro. O conhecimento de ter de sofrer uma perda de cabelo adicional no futuro é normalmente um grande fardo para as pessoas afectadas. No entanto, para o médico assistente, é um facto importante que deve ser abordado no tratamento específico do paciente. A intensidade desta tensão psicológica sobre o paciente é altamente variável. Algumas pessoas (embora bastante poucas) não são muito perturbadas, enquanto outras experimentam uma tensão psicológica tão intensa que a sua qualidade de vida é significativamente comprometida. O diálogo com as pessoas afectadas revela que a queda de cabelo afecta frequentemente a comunicação interpessoal e, por conseguinte, as relações pessoais do paciente com outras pessoas. A perda de cabelo não é assim apenas uma mudança física, mas também traz consigo uma mudança emocional que pode influenciar grandemente a personalidade do paciente afectado.

Em muitos casos a mudança de personalidade pode fazer com que a pessoa se retire da interacção social e negligencie a escola, a educação, o trabalho e as actividades sociais. A perda de cabelo é frequentemente acompanhada por uma perda de auto-estima e conduz frequentemente à solidão, isolamento e, nos piores casos, depressão ou mesmo pensamentos de suicídio. Numa situação tão preocupante, muitas pessoas afectadas vêem um transplante capilar como a única forma de sair deste círculo viscoso.

Uma vez obtido um historial familiar abrangente para prever o grau de queda de cabelo esperada no futuro, a tensão psicológica, que pode ser enorme, deve ser considerada como um critério crucial para determinar o curso de acção indicado. Muitas vezes os resultados da história da família apontam para um prognóstico muito desfavorável. O paciente terá de esperar uma queda de cabelo tão grave (Norwood VI-VII) que um transplante capilar não é indicado. Quando nesses casos a tensão psicológica é tão grande que o paciente tem dificuldade em lidar com o prognóstico, ainda existe a opção de terapia médica inicial. Antes de um transplante capilar ser definitivamente rejeitado, a terapia médica inicial com finasterida pode ser tentada num esforço para abrandar a perda de cabelo. O uso complementar de minoxidil também pode ser considerado. Nesses casos, os pacientes recebem uma prescrição de finasterida e minoxidil. São então instruídos a tirar fotografias mensais em condições padronizadas para documentar o curso do seu estado capilar ao longo do tempo. Após cerca de 6 meses, estes pacientes podem então regressar à clínica. O médico reconsiderará então a situação e, nos casos aplicáveis, determinará que a cirurgia é indicada. No entanto, se se tornar evidente que a toma de finasterida e a aplicação de minoxidil não trouxe qualquer melhoria, então o transplante dos folículos capilares da cabeça deve ser rejeitado de uma vez por todas. Nesses casos, a única opção que resta é o transplante de pêlos do corpo, caso o paciente tenha pêlos do corpo em quantidade suficiente.

Densidade do cabelo pobre na área doadora
Uma densidade de cabelo excessivamente pobre na área doadora pode também representar uma contra-indicação relativa ou absoluta. A fraca densidade de cabelo pode dever-se às seguintes causas:
- Alopecia difusa não-padronizada (DUPA): Esta forma rara de perturbação capilar caracteriza-se por uma miniaturização generalizada do cabelo do couro cabeludo e uma diminuição da densidade folicular com menos de 50 FUs por cm2 (Fig. 6.1).
- Desbaste iatrogénico e miniaturização da franja capilar como resultado de múltiplos transplantes capilares passados (Fig. 6.2).

Uso de nicotina
Devido à interacção dos seus efeitos hipóxicos e vasoconstritores, o uso de nicotina leva a um atraso geral na cicatrização das feridas [78].
Como isto compromete inicialmente o fornecimento vascular aos enxertos, que recebem menos oxigénio e menos nutrientes, deve assumir-se que a taxa de sobrevivência dos enxertos será menor do que nos não fumadores. Isto é

consistente com a experiência clínica no tratamento de pacientes que utilizam nicotina. Por este motivo, o transplante capilar está contra-indicado neste grupo de pacientes.

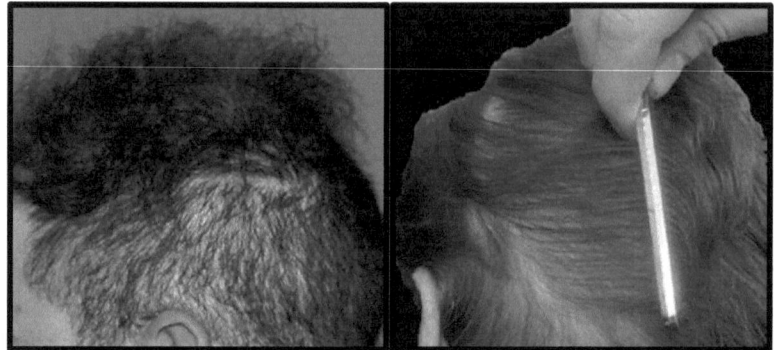

Fig. 6.1 Alopécia difusa não-padronizada (DUPA) mostrando o início da miniaturização generalizada do cabelo

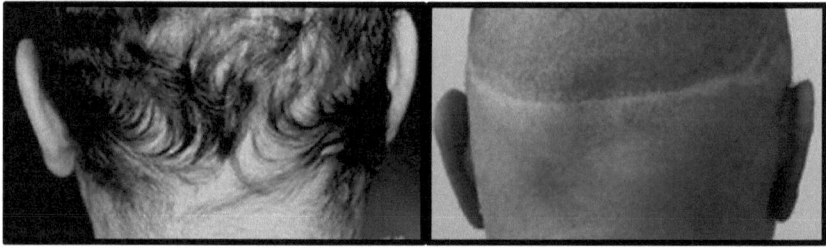

Fig. 6.2 Esquerda: Desbaste e miniaturização do cabelo na área doadora secundária a um único transplante capilar utilizando o método da tira. Direita: Desbaste e miniaturização do cabelo na área doadora secundária a dois transplantes capilares utilizando o método de tiras (fonte: Reza P Azar. FUE Hair Transplantation - A Minimally Invasive Approach).

6.6 Planeamento Cirúrgico

Não se deve utilizar os dados da história do paciente como única base para determinar que um transplante capilar é indicado. É necessário o uso suplementar de métodos modernos de recolha de dados de diagnóstico para pesar com precisão o benefício específico de um transplante capilar para o paciente e para determinar qual a linha de acção indicada.

Os dados recolhidos fornecem uma base para o planeamento a longo prazo, e dão ao paciente uma avaliação inicial realista da queda de cabelo que pode ser esperada no futuro. Além disso, mostram quais serão os resultados da cirurgia. Os estudos de diagnóstico devem obter os seguintes dados específicos:
- A área (em cm2) das manchas de careca actuais e futuras esperadas
- A área do local doador
- A densidade do cabelo no local doador
- O número de enxertos actualmente necessários
- O número de enxertos necessários no futuro
- Diâmetro da haste capilar

A obtenção de alguns destes dados requer a determinação antecipada da posição da linha do cabelo. Por este motivo, o desenho da linha do cabelo é discutido antes de descrever os itens mencionados com mais detalhe.

(i) *A linha do cabelo*
Um factor decisivo para determinar a área dos pontos calvos é determinar a borda anterior do couro cabeludo, a linha frontal do cabelo. Dada a sua posição exposta, a reconstrução desta linha deve satisfazer os requisitos estéticos de um desenho da linha do cabelo com uma aparência natural.
A linha do cabelo é a faixa de cabelo com cerca de 5 mm de largura que forma a porção anterior da testa coberta de cabelo. Isto surge do ápice ao nível da linha frontomediana (FML) e junta lateralmente a porção temporal da franja capilar para formar o ângulo frontotemporal (FTA). Quando este ângulo se expande devido ao desbaste e/ou queda de cabelo, referimo-nos à calvície frontotemporal ou aos cantos frontotemporais. Deve notar-se que os cantos frontotemporais ocorrem não só no cenário da alopecia androgenética, mas podem estar presentes em algumas pessoas afectadas desde o nascimento como uma disposição genética (Fig. 6.3).
A relação topográfica particular da linha do cabelo ao nível do ângulo frontotemporal com a linha do canthus (CL) deve ser sempre considerada no planeamento cirúrgico da linha do cabelo. A linha do canthus geralmente corre ao nível do vértice do TLC ou medial a ele (Fig. 6.4).

O que o desenho da linha do cabelo deve conseguir
É importante planear uma linha de cabelo na testa adequada à idade do paciente. Deve-se permitir a recessão natural da linha do cabelo de 2-3 cm com o aumento da idade (especialmente nos homens).

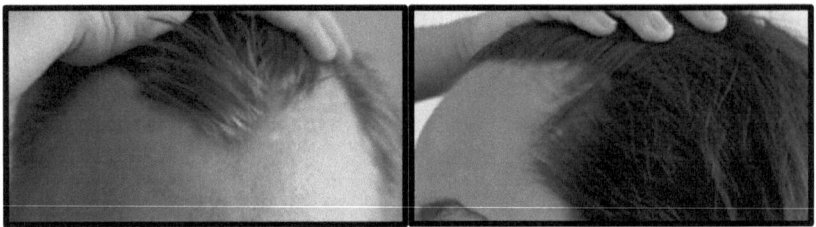

Fig. 6.3 Esquerda: Cantos frontotemporais congénitos num paciente masculino de 26 anos sem AGA. Direita: Cantos congénitos frontotemporais numa paciente do sexo feminino de 19 anos de idade sem AGA

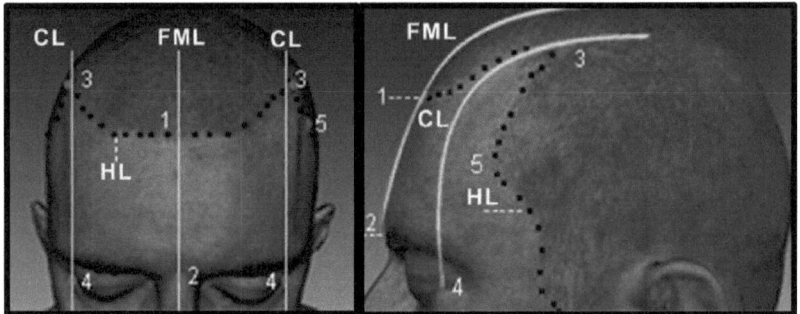

Fig. 6.4 Pontos de referência anatómicos e topográficos para determinar a linha do cabelo. Pontos de referência: (1) Ápice, (2) glabela, (3) ângulo frontotemporal (FTA), (4) linha do canthus (CL), (5) triângulo temporal. Linhas de referência: HL, linha do cabelo. FML, linha frontomediana: Surge da glabela e percorre de forma inferior sobre a ponta do nariz e o ponto médio do lábio superior até à ponta do queixo. Superiormente, ele percorre desde a glabela até ao ápice frontomédico da linha do cabelo. CL, linha do canthus: Surge a partir do cânto lateral e caminha superiormente paralelo ao FML para o respectivo TLC
(fonte: Reza P Azar. FUE Hair Transplantation - A Minimally Invasive Approach).

Os pacientes com um prognóstico fraco e alopecia esperada na região frontal e vértice necessitarão de enxertos para toda a zona calva. Assim, em cada segundo de tal paciente, o posicionamento desejado na linha do cabelo terá de ser subordinado ao efeito estético global, e terá de ser encontrado um compromisso.

A relação topográfica particular da linha do cabelo com a linha do canthus (CL) deve ser considerada no planeamento cirúrgico.

Como a queda progressiva do cabelo em todo o topo da cabeça, incluindo a região do vértice, pode ser esperada em 50% de todos os pacientes, o posicionamento adequado da linha do cabelo no plano frontal é de imensa importância. Um posicionamento excessivamente agressivo para alcançar uma linha capilar jovem arrisca-se a exceder a quantidade disponível de cabelo doador necessária para os transplantes capilares que a queda progressiva do cabelo irá mais tarde exigir.

Educar o paciente sobre os riscos de posicionamento demasiado anterior da linha capilar é um dos deveres do cirurgião de restauração capilar ao obter o consentimento informado do paciente na consulta pré-operatória. Isto aplica-se particularmente a pacientes com um prognóstico deficiente ou uma história familiar pouco clara (Fig. 6.5).

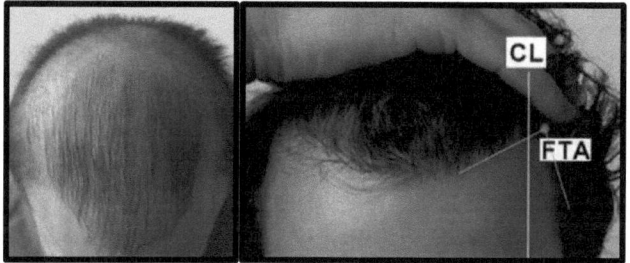

Fig. 6.5 Esquerda: Um paciente de 46 anos (NW VI) sem outras opções de tratamento do ponto de vista da cirurgia de restauração capilar convencional, estado após três transplantes com o método da tira. O paciente exibe uma expansão progressiva contínua das áreas calvas sobre toda a franja de cabelo com uma linha de cabelo posicionada demasiado anteriormente. À direita: Um paciente de 25 anos de idade (NW III), estado pós-transplante capilar com o método da tira com uma linha de cabelo posicionada muito anteriormente. O ápice do ângulo frontotemporal também se situa lateralmente ao CL, dando à linha capilar um curso não natural

(fonte: Reza P Azar. FUE Hair Transplantation - A Minimally Invasive Approach).

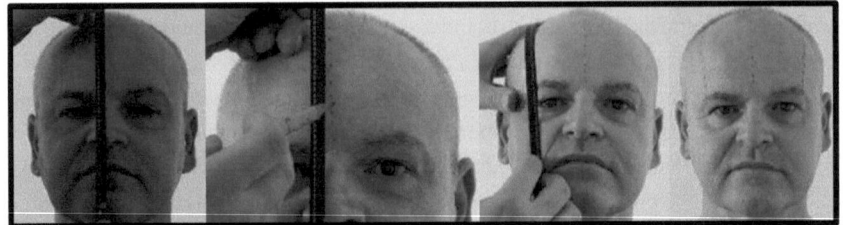

Fig. 6.6 Desenho das linhas de referência FML e CL usando uma régua flexível
(fonte: Reza P Azar. FUE Hair Transplantation - A Minimally Invasive Approach).

Planeamento do desenho da linha do cabelo

A secção seguinte descreve o procedimento para traçar a linha do cabelo frontal. Primeiro, a linha frontomediana (FML) é desenhada na pele do paciente com a ajuda de uma régua flexível (Fig. 6.6).

Ambas as linhas do canthus são então desenhadas com a ajuda do mesmo governante.

O nível do ápice, o ponto mais anterior da linha do cabelo, é determinado pelos seguintes critérios e desenhado em conformidade:

- A recessão natural da linha do cabelo por 2-3 cm com a idade.

- O futuro padrão Norwood esperado como o critério mais importante; quanto mais elevado for o número do padrão esperado, mais posterior deverá ser posicionado o vértice.

- Os desejos do paciente.

O passo mais difícil na determinação da linha do cabelo frontal é definir a linha entre o ápice e o ACL. Aqui, diferenciamos entre uma linha capilar feminina típica e uma linha capilar masculina típica (Fig. 6.7).

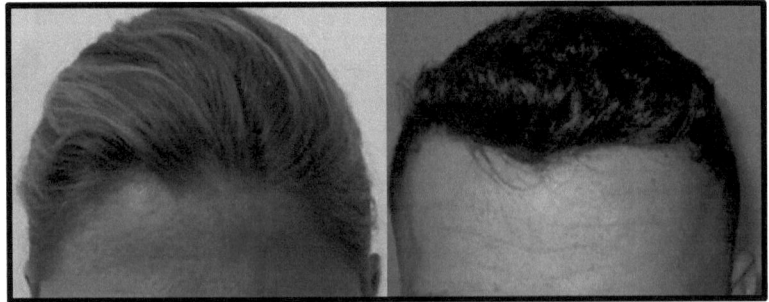

Fig. 6.7 Esquerda: Uma mulher de 40 anos com uma linha de cabelo feminina típica: A porção temporal do cabelo do couro cabeludo fica muito

mais anterior, levando a um estreitamento da testa superior. Direita: Um homem de 37 anos de idade com uma típica linha de cabelo masculina: A borda da linha do cabelo mostra uma recessão fisiológica relacionada com a idade, com uma cobertura temporal muito ligeira do cabelo e um alargamento da testa superior

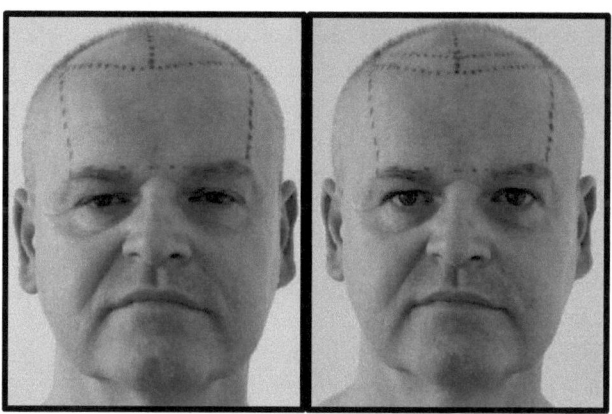

Fig. 6.8 Esquerda: A linha do cabelo é marcada, tendo em conta as linhas de referência e os desejos do paciente. Direita: A linha do cabelo final é marcada antes da primeira linha do cabelo, tendo em conta o tipo de Norwood e a quantidade disponível de cabelo doador
(fonte: Reza P Azar. FUE Hair Transplantation - A Minimally Invasive Approach).

Nos homens, também se deve ter em consideração a recessão fisiológica da linha do cabelo com o aumento da idade e o futuro padrão de Norwood. Em pacientes de Norwood tipo IV e superiores, apenas um transplante parcial dos cantos frontotemporais deve ser realizado, pois o preenchimento completo exigiria demasiados enxertos (Fig. 6.8).

(ii) *Cálculo das áreas*
Métodos de Medição para o Cálculo das Áreas Calvas Presentes e Esperadas
Infelizmente não existe um método padronizado para medir as áreas calvas do couro cabeludo. As tentativas anteriores de medir estas áreas calvas através de medições simples de áreas geométricas não podem ser aplicadas porque são muito imprecisas e não reprodutíveis, especialmente porque os padrões de queda de cabelo variam muito entre indivíduos.
Ao longo dos anos, foram utilizados dois métodos de medição de outros campos médicos para calcular a área na prática clínica. Na secção seguinte, serão apresentados exemplos de cálculos que utilizam estes dois métodos e serão

discutidas as suas respectivas vantagens e desvantagens. Estes métodos são o cálculo da área digital por meio do dispositivo Visitrak e a medição tridimensional por meio do Blitz 3D Scanner ou do Eva 3D Scanner.

Cálculo da Área Digital por Meios do Dispositivo Visitrak
É colocada uma película de grelha sobre as áreas receptoras carecas, e são traçados os contornos das bordas da área circunscrita. A película é então colocada sobre uma almofada digital especialmente concebida para o efeito. Os contornos previamente traçados são então retraçados com um estilete especial, e as áreas resultantes podem ser medidas com precisão digital (Fig. 6.9).
Para além de calcular a área das regiões que já são carecas, dever-se-ia normalmente calcular as áreas afectadas por um maior desbaste de cabelo e as áreas carecas a esperar também no futuro (Figs. 6.10 e 6.11).
Vantagens do Visitrak:
- Manuseamento rápido e fácil.
- Dados precisos e reprodutíveis.
- Pode ser usado com cabelo curto ou comprido.
- O uso estéril durante o transplante de cabelo é possível.
- Relativamente pouco dispendioso.

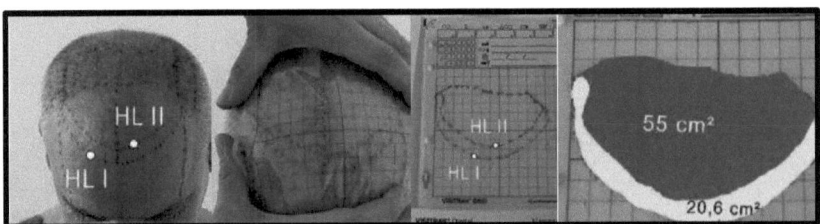

Fig. 6.9 Área de cálculo com o Visitrak, exemplo 1. Duas linhas de cabelo diferentes são traçadas, e as respectivas áreas calvas na região frontal são calculadas usando o Visitrak. Neste caso, a linha do cabelo II foi favorecida devido ao actual padrão de Norwood (NW IV) e à futura perda de cabelo esperada (NW V). A área entre a linha capilar I e a linha capilar II media 20,6 cm² e no caso de um transplante teria sido necessário cerca de 400-500 FUs. Neste caso, decidimos em consulta com o paciente optar pela linha capilar II não só por razões estéticas mas também devido à pequena quantidade de cabelo doador disponível

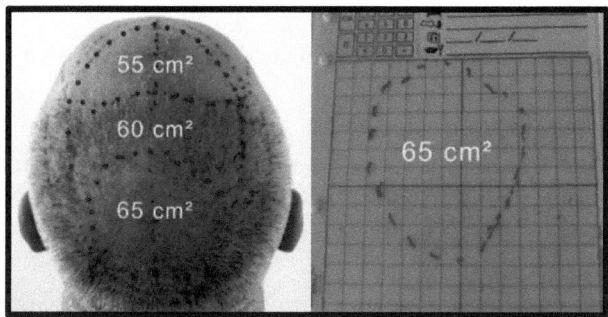

Fig. 6.10 Área de cálculo com o Visitrak, exemplo 2. A ponte de cabelo restante (60 cm²) entre as áreas calvas na região frontal (55 cm²) e a região dos vértices (65 cm²) mostra 50% de desbaste. A área desbastada dentro da ponte de cabelo ascende assim a cerca de 30 cm². A área actualmente calva mede cerca de 150 cm² neste paciente masculino de 48 anos (NW IV). Devido ao mau prognóstico, a calvície completa na ponte capilar é de esperar no futuro. Por conseguinte, a área total de calvície a ser esperada no futuro mede pelo menos 180 cm², o que deve ser tido em consideração no planeamento do transplante capilar.
(fonte: Reza P Azar. FUE Hair Transplantation - A Minimally Invasive Approach).

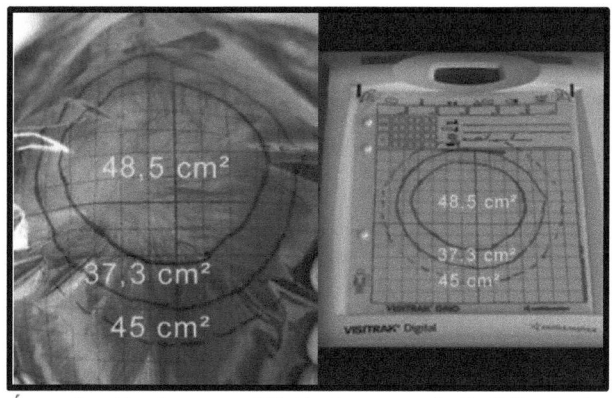

Fig. 6.11 Área de cálculo com o Visitrak, exemplo 3. Cálculo da região do vértice utilizando o Visitrak num paciente do sexo masculino de 38 anos (NW IV): A área receptora careca mede 48,5 cm²; A área receptora fina mede 37,3 cm²; A área total careca esperada no futuro como resultado da AGA mede 45 cm².
(fonte: Reza P Azar. FUE Hair Transplantation - A Minimally Invasive Approach).

Desvantagens do Visitrak:
- Tamanho limitado de película e almofada da grelha: A película e a área de trabalho no tapete medem 14 cm × 14 cm. Isto significa que áreas carecas maiores não podem actualmente ser medidas numa única passagem. A área a ser medida deve ser dividida em duas áreas menores, cada uma das quais deve ser rastreada e medida separadamente.
- Os dados medidos só podem ser transferidos manualmente.

Medição Tridimensional Utilizando o Blitz 3D Scanner ou o Eva 3D Scanner
O método permite digitalizar as áreas calvas sem o uso de um laser. O scanner adquire várias imagens da cabeça por segundo e alinha-as automaticamente em sequência para criar uma imagem tridimensional. O processo envolve três etapas:
- Aquisição de imagem via scanner
- Fusão de imagens digitalizadas
- Geração de texturas
O software especial pode calcular a área das manchas calvas com base no modelo de crânio gerado (Fig. 6.12).
Vantagens do Blitz 3D Scanner ou do Eva 3D Scanner:
- Leve e de fácil manuseamento
- Dados digitalizados reprodutíveis com alta precisão
- Permite a medição tridimensional

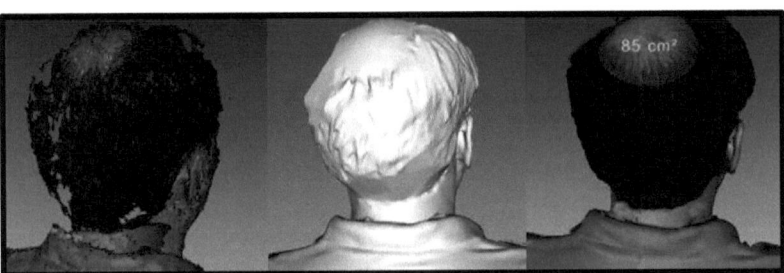

Fig. 6.12 Aquisição e alinhamento de imagens com subsequente fusão de imagens e geração de textura
(fonte: Reza P Azar. FUE Hair Transplantation - A Minimally Invasive Approach).

Desvantagens do Blitz 3D Scanner ou do Eva 3D Scanner:

- O processamento digital dos ficheiros de imagem é largamente automático, o que é bastante demorado para ficheiros grandes, não sendo assim adequado para utilização imediata no consultório do cirurgião de restauração capilar.
- Não é possível uma representação precisa mostrando a posição dos pêlos individuais na textura.
- Custos de aquisição elevados.
- Requer um poder informático significativo.

Cálculo da área doadora fiável utilizando um sistema de coordenadas

Um outro passo importante no planeamento cirúrgico é calcular o tamanho da área doadora fiável no couro cabeludo, que inclui quase toda a franja de cabelo temporoparietal e occipital.

A determinação da área doadora fiável e a medição da sua área deve ser feita para cada paciente numa base individual.

Em doentes mais velhos com AGA, a inspecção macroscópica do couro cabeludo pode facilmente distinguir as áreas carecas e afiladas do couro cabeludo das áreas não afectadas pela queda de cabelo. Em pacientes mais jovens com menos de 40 anos, isto é geralmente mais difícil devido ao facto de o processo de queda de cabelo ainda não ter decorrido.

Por conseguinte, a área doadora fiável deve ser sempre determinada com base tanto nos dados de inspecção como nos dados do histórico familiar.

As recomendações anteriores para determinar o tamanho da área doadora sempre se basearam em métodos convencionais de transplante capilar e, portanto, não são necessariamente aplicáveis ao método FUE minimamente invasivo. Ao contrário dos métodos convencionais, o método FUE minimamente invasivo pode ser utilizado em toda a franja capilar devido à sua técnica de extracção com separação de tecidos, envolvendo assim uma área doadora significativamente maior.

Na secção seguinte, apresentaremos um novo método de medição para determinar a dimensão da área doadora para o método FUE. Para determinar o tamanho da área doadora para o método FUE de uma forma reproduzível e simplificada individualmente, é utilizado um sistema especial de coordenadas baseado em pontos de referência no crânio e tecido mole. São utilizadas linhas de referência para além dos pontos de referência (Fig. 6.13)

Cálculo da área digital usando o Azar Hair Assist

Com a ajuda do Azar Hair Assist, foi desenvolvida uma aplicação para calcular o tamanho das áreas calvas, para oferecer aos pacientes a oportunidade de calcular eles próprios a área das suas manchas sem cabelo. Isto dá-lhes informações valiosas sobre as suas áreas de cabelo magro ou careca, o que proporciona uma base importante para um possível transplante subsequente de cabelo.

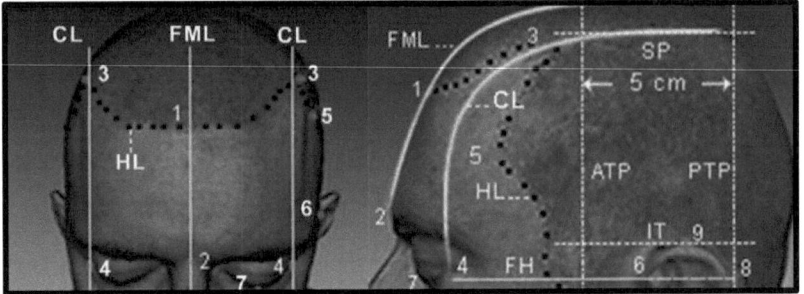

Fig. 6.13 Vistas frontais e laterais dos pontos de referência e linhas do sistema de coordenadas. Pontos de referência: (1) Ápice, (2) glabela, (3) ângulo frontotemporal (FTA), (4) canthus, (5) triângulo temporal, (6) trapézio, (7) margem inferior da órbita, (8) ponto auricular (margem posterior da hélice ao nível do trapézio), (9) ponto mais alto da margem superior da hélice. Linhas de referência: HL, linha frontal da hélice. FML, linha frontomediana: Surge a partir da glabela e caminha inferiormente sobre a ponta do nariz e o ponto médio do lábio superior até à ponta do queixo. Superiormente, ele percorre desde a glabela até ao ápice frontomediano (FMAP) da linha do cabelo. CL, linha do canthus: Surge do canthus lateral e caminha superiormente paralelo ao FML em direcção ao TLC
(fonte: Reza P Azar. FUE Hair Transplantation - A Minimally Invasive Approach).

Dividir a área doadora em áreas componentes
A área de futura queda de cabelo esperada é determinada com base nos dados adquiridos no exame e no histórico familiar, e a área doadora fiável é determinada utilizando o sistema de coordenadas. A seguir, é calculada a dimensão da área doadora fiável.
Para tal, toda a área do doador é dividida em duas áreas laterais/temporoparietais (área 1 e área 2) e três áreas posteriores, nomeadamente, uma área parietal (área 3), uma área occipitoparietais (área 4), e uma área occipital (área 5).

Determinação das áreas temporoparietais
A determinação das duas áreas temporoparietais fornece a base para o cálculo de outras áreas (Figs. 6.14 e 6.15).

Distinguimos dois grupos de pacientes ao determinar a área doadora fiável. Grupo I: pacientes com queda de cabelo no topo da cabeça sem o envolvimento do vértice. Este grupo inclui a queda de cabelo dos tipos I, II, e III de acordo com a classificação de Norwood. Isto não inclui o vértice Tipo NW III. A incidência do grupo I em pacientes do sexo masculino com 60 a 69 anos, de acordo com a classificação de Norwood, é de 43%.

Determinação da área doadora no Grupo I
Os três primeiros tipos de queda de cabelo NW I-III exibem uma franja de cabelo estável. Por conseguinte, o sistema de coordenadas acima descrito pode ser utilizado para determinar a área doadora
Grupo II: Este grupo engloba todos os tipos de queda de cabelo que envolvem a região dos vértices. Estes incluem os vértices dos tipos III, IV, V, VI, e VII da classificação de Norwood. A incidência para o grupo II em pacientes do sexo masculino com 60 a 69 anos de idade, de acordo com a classificação de Norwood, é de 57%.

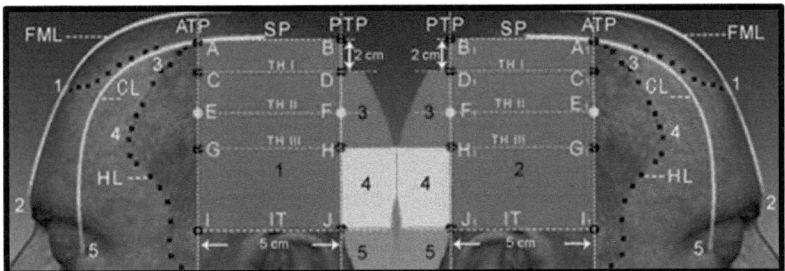

Fig. 6.14 Determinação das áreas da componente temporoparietal da área doadora utilizando um sistema de coordenadas. Pontos de referência: (1) Ápice frontomediano (FMAP), (2) glabela, (3) ângulo frontotemporal (FTA), (4) triângulo temporal, (5) cânto, (6) trago, (7) margem inferior da órbita, (8) ponto auricular (margem posterior da hélice ao nível do trago, a intersecção do PTP perpendicular e a extensão posterior do plano orbitomeatal), (9) ponto mais alto da margem superior da hélice, (10) tragus, (11) hélice. Linhas de referência: Linha frontal do cabelo (HL).
Linha frontomédica (FML): Surge a partir da glabela e caminha inferiormente sobre a ponta do nariz e o ponto médio do lábio superior até à ponta do queixo. Superiormente, ele percorre desde a glabela até ao ápice frontomédico da linha do cabelo. Linha do canthus (CL): Surge a partir do cânto lateral e corre paralelamente ao FML em direcção ao ACL. Plano

orbitomeatal (Frankfort): Conecta o trapézio com a margem inferior da órbita. O trapézio é a reentrância mais profunda entre o trágico e a hélice (crosta da hélice). Linha temporoparietal posterior (PTP): Surge do ponto auricular na margem posterior da hélice e é perpendicular à extensão posterior do plano orbitomeatal. Linha temporoparietal anterior (ATP): Esta linha é perpendicular ao plano orbitomeatal e corre paralelamente e aproximadamente 5 cm antes do PTP. Ela representa a margem anterior da área temporoparietal. Linha parietal superior (SP): Esta linha horizontal contorna directamente a linha canthus e define a borda da porção superior das áreas temporoparietais. Linha temporal inferior (IT): Esta linha horizontal traça paralelamente ao SP na margem superior das bordas da hélice directamente sobre a linha do cânthus e define a borda da porção superior da área temporoparietal. Determinação das áreas temporoparietais: As áreas rectangulares 1 e 2 marcadas a azul representam a área doadora nas regiões temporais esquerda e direita. As intersecções das áreas com as linhas de referência circundantes são marcadas como A, B, I, J e A1, B1, I1, J1, respectivamente. As áreas temporoparietal 1 e 2 estão divididas em quatro rectângulos mais pequenos por três linhas divisórias horizontais: TH I situa-se 2 cm abaixo da linha SP. Define a margem superior da área rectangular 3 (a área parietal). TH III define a margem inferior da área rectangular 3 (a área parietal) e a margem superior da área rectangular 4 (a área occipitoparietal) e também divide o rectângulo CDIJ ao meio. TH II divide ao meio o rectângulo CDGH e a área 3 (a área parietal)
(fonte: Reza P Azar. FUE Hair Transplantation - A Minimally Invasive Approach).

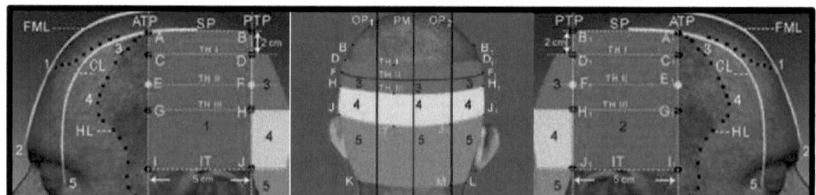

Fig. 6.15 Determinação das áreas posteriores da área doadora utilizando um sistema de coordenadas. A área doadora é dividida em três áreas posteriores: Área parietal (área 3): Faz fronteira com as duas áreas temporoparietais (áreas 1 e 2). A sua fronteira esquerda é definida pela linha DH e a sua fronteira direita pela linha D1H1. Superiormente, é

delimitada pela extensão de TH I e inferior por TH II. Área Occipitoparietal (área 4): Limita lateralmente as duas áreas temporoparietais (áreas 1 e 2). Superiormente, é limitado pela TH III e inferiormente pela linha IT. Área occipital (área 5): É delimitada superior pela linha IT e inferior pela linha posterior do cabelo e CL. Os dois contornos laterais JK e J1L definem os contornos laterais da área trapezoidal (fonte: Reza P Azar. FUE Hair Transplantation - A Minimally Invasive Approach).

A região do vértice refere-se à área posterior à região frontal que começa no vértice (o ponto mais alto do crânio alinhado paralelamente ao plano orbitomeatal) e inclui a região do cowlick. O capuz é a região em torno da qual o pêlo se alinha para formar uma espiral ou a forma de um S. O capuz geralmente ocorre isoladamente e raramente está presente como uma formação dupla [79].

O desbaste ou a ocorrência de pontos carecas dentro e à volta do capuz é a característica do grupo II. Diferenciamos duas variantes do padrão de queda de cabelo que ocorre aqui.

Determinação da área doadora no Grupo II

Vértice Norwood Tipo III

Incidência em pacientes do sexo masculino com 60 a 69 anos de idade, de acordo com a classificação de Norwood: 7%.

A franja lateral do pêlo na zona temporoparietal não é afectada pela queda de pêlo e pode, portanto, ser calculada de acordo com o esquema existente para o grupo I. A queda de pêlo na região da carenagem pode variar de ligeira a grave.

Norwood Tipo IV

Incidência em pacientes do sexo masculino com 60 a 69 anos de idade, de acordo com a classificação de Norwood: 12%. A franja lateral do cabelo na região temporoparietal permanece largamente estável. Em comparação com o vértice tipo III, há também um aumento da queda de cabelo de gravidade variável na região frontal. No entanto, uma ponte de cabelo relativamente densa permanece na área entre a área do vértice afectada pela perda de cabelo e a região frontal.

Norwood Tipo V

Incidência em pacientes do sexo masculino com 60 a 69 anos de idade, de acordo com a classificação de Norwood: 15%.

Aqui a queda frontotemporal do cabelo é mais proeminente.

A porção marginal anteriormente densa e superior da área temporoparietal mostra um desbaste difuso e de direcção inferior. A ponte de cabelo desapareceu em grande parte.

Norwood Tipo VI

Incidência em pacientes do sexo masculino com 60 a 69 anos de idade, de acordo com a classificação de Norwood: 13%.

Pode ser difícil distinguir o NW V do NW VI em alguns casos. A crescente queda de cabelo frontotemporal com uma maior recessão da franja lateral do cabelo na área temporoparietal e um desbaste progressivo claramente visível em toda a área doadora são as características salientes do padrão de queda de cabelo NW VI.

Norwood Tipo VII

Incidência em pacientes do sexo masculino com 60 a 69 anos de idade, de acordo com a classificação de Norwood: 10%.

A queda de cabelo Norwood tipo VII representa uma contra-indicação para transplante capilar devido à redução significativa da área doadora. A expansão crescente das áreas calvas domina nas áreas frontotemporal e temporoparietal. A miniaturização e desbaste do cabelo na área doadora é mais severa do que no norwood tipo VI. À medida que a queda do cabelo progride, a área temporoparietal recua até à margem ântero-superior da orelha.

(iii) Determinação do Número de Unidades Foliculares ou do Número de Cabelos na Área doadora

Tendo calculado a área do local doador, ainda não estamos em condições de tirar quaisquer conclusões sobre o número de UCs ou pêlos existentes. Embora a determinação precisa do número de UCs ou cabelos na área doadora fiável seja praticamente impossível, deve ser estimada com a maior precisão possível devido à sua importância para determinar se um ou mais transplantes de cabelo futuros serão indicados (Figs. 6.16 e 6.17).

O número total de UCs ou pêlos na área doadora pode ser determinado multiplicando as áreas dos campos individuais pelo número de UCs ou pêlos aí medidos.

Neste exemplo de um doente NW IV, a área total doadora era de 245 cm2, contendo aproximadamente 9000 FUs ou 16.200 cabelos do doador. Com uma extracção de tecidos repartida harmoniosamente, realizada em várias sessões, metade dos FUs ou cabelos do doador (4500 e 8100, respectivamente) pode, neste caso, ser utilizada para transplante para as manchas calvas para cobrir uma área de 185 cm2 sem ter de recear qualquer afinamento visível na área doadora.

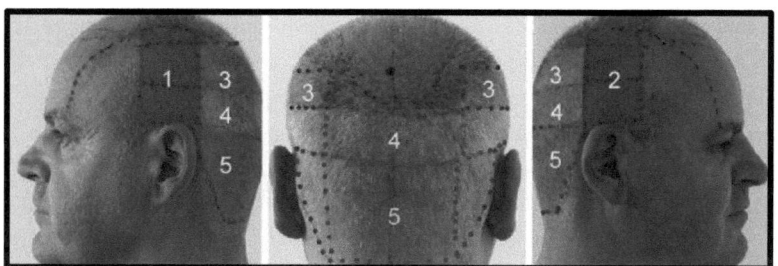

Fig. 6.16 Cálculo da área num doente de 48 anos de idade do sexo masculino com NW IV. Utilizando a coordenada descrita anteriormente, a área doadora foi dividida de acordo com critérios anatómicos topográficos em seis campos e medida: Campo 1: A área temporoparietal esquerda; F1 = 35 cm². Campo 2: A área temporoparietal direita; F2 = 35 cm². Campo 3: A área parietal foi subdividida em dois campos separados, tendo em consideração a região do vértice; 2 × F3 = 30 cm². Campo 4: A área do occipitoparietal; F4 = 70 cm². Campo 5: A área occipitoparietal; F5 = 75 cm². Área total da área doadora: F1 + F 2 + 2(F3) + F4 + F5 = 245 cm².

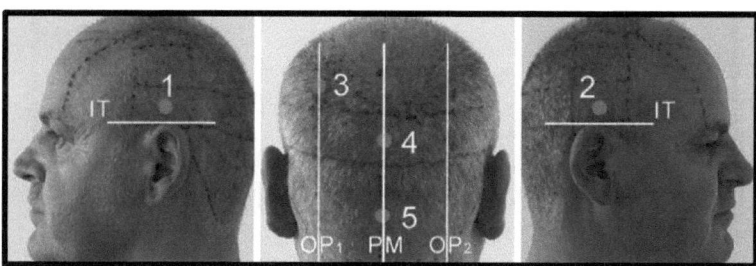

Fig. 6.17 Pontos de medição para a determinação tricoscópica do número de FUs ou pêlos. Localização dos pontos de medição: Os pontos de medição 1 e 2 situam-se 2 cm acima da margem superior da aurícula (linha IT) e nos respectivos centros das áreas temporopariatais. O ponto de medição 3 situa-se na área parietal na linha occipitoparietal 1. O ponto de medição 4 situa-se no centro da área occipitoparietal na linha póstero-mediterrânica. O ponto de medição 5 encontra-se no centro da área occipital na linha pósteromediana.
(fonte: Reza P Azar. FUE Hair Transplantation - A Minimally Invasive Approach).

(iv)   ***Planeamento e Cálculo do Número de Enxertos Necessários***

A densidade do cabelo é especificada como o número de pêlos por cm2. Não só está sujeita a variações étnicas, como também apresenta diferenças intra-individuais. Enquanto as regiões parietais e occipitopariotas exibem normalmente uma densidade de cabelo elevada, as áreas temporopariotas e em certa medida a região occipital próxima da linha posterior do cabelo têm uma densidade menor (Fig. 6.18).

Assim, não é surpreendente que se possam encontrar na literatura afirmações muito diferentes sobre a densidade do cabelo humano. Os números variam entre 124 e 340 fios de cabelo por cm2. Para além da variação étnica, esta diferença é atribuível a diferenças nos pontos de medição, métodos de medição e precisão de medição. Mesmo os dados obtidos por métodos de medição computorizados mais recentes utilizando lentes de aumento podem não ser denominados precisos, uma vez que os dados recolhidos representam uma extrapolação da densidade do cabelo a partir de uma amostra parcial.

luz da nossa actual compreensão da anatomia da unidade folicular e do grande significado da sua colheita e inserção atraumáticas para transplante capilar, devemos também utilizar o termo densidade folicular (DD) neste contexto.

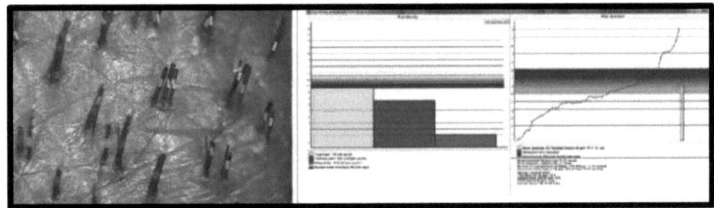

Fig. 6.18 Medição do número de FUs ou cabelos na área occipital (F5) usando um tricoscópio (TrichoSciencePro por Trichologic) (fonte: Reza P Azar. FUE Hair Transplantation - A Minimally Invasive Approach).

Por FD entende-se o número de unidades foliculares por cm2. A densidade folicular também apresenta diferenças étnicas e intra-individuais. Varia entre 60 e 100 FU por cm2 ou 0,6 e 1 FU por mm2. Com uma densidade folicular de 100 UF por cm2, cada UF requer uma área de cerca de 1 mm2, e com uma densidade folicular de 60 UF por cm2, a área requerida por UF é de 1,7 mm2.

O número médio de pêlos por unidade folicular é calculado dividindo a densidade do pêlo (HD) pela densidade folicular (FD). Este número especifica o número médio de pêlos por FU. Vamos introduzir o termo "número de pêlos por unidade folicular" ou HFU para referir esta relação. HFU varia geralmente entre 1,6 e 2,8 pêlos.

Para fazer uma declaração quantitativa sobre os FUs necessários ou transplantados por cm2 em áreas tratadas, utilizaremos, por uma questão de exactidão, o termo "densidade folicular transplantada" (TFD) em vez de FD e o termo "densidade capilar transplantada" (THD) em vez de densidade capilar (HD).

No exemplo de um doente com NW IV, está disponível uma área doadora de 245 cm2 com 8100 cabelos do doador ou 4500 FUs para cobrir o que no futuro será uma área careca de 180 cm2. Com base nestes números, seria possível tratar toda a área com 25 UFC por cm2 ou 33,1 cabelos por cm2.

Como regra geral, podemos assumir que o transplante de até 20-25 UFC por cm2 alcançará uma boa densidade visual. A cada segundo paciente AGA masculino desenvolve queda de cabelo de NW IV ou superior. Ao transplantar um não deve exceder uma densidade de 20-25 FUs por cm2, dependendo do tipo de NW.

(v) *Determinação do diâmetro do eixo de cabelo*
O diâmetro da haste capilar ou espessura do cabelo influencia grandemente a densidade visual do cabelo e o resultado do transplante capilar. O cabelo tem uma estrutura quase cilíndrica cujo volume pode ser calculado com a fórmula $V = \pi r2h$ (onde r = diâmetro da haste capilar e h = comprimento do cabelo). Se o comprimento do cabelo duplica, o volume duplica; se triplica, o volume triplica também.

No entanto, se o diâmetro da haste capilar duplicasse, então o volume quadruplicaria.

Distinguem-se três tipos de cabelo:
- Os pêlos de Vellus são pêlos finos não pigmentados com falta de medula que formam os pêlos do corpo até à puberdade. Com o início da puberdade, estes finos pêlos vélicos tornam-se pêlos terminais espessos.
- Os pêlos intermédios assumem uma posição intermédia entre o vellus e os pêlos terminais devido ao seu diâmetro e são pigmentados. Ou não estão ainda totalmente desenvolvidos numa fase inicial de anagénese ou eram originalmente pêlos terminais que se estão a transformar em pêlos miniaturizados no cenário da alopecia androgénica.
- Os pêlos terminais são pêlos medulares, geralmente pigmentados. São os cabelos mais grossos do couro cabeludo, sobrancelhas e pestanas. Alguns deles estão totalmente desenvolvidos à nascença.

O diâmetro da haste capilar pode ser determinado de duas maneiras: ou por meio de um micrómetro ou por métodos computorizados como a tricoscopia (TrichoSciencePro por Trichologic).

Em pacientes de Norwood tipo IV e superior com cabelo fino terminal, deve-se considerar cuidadosamente se o transplante capilar é indicado.

6.7 A Operação: Secção Geral

(i) Gestão de operações

Garantir um tratamento sem complicações para o paciente e resultados óptimos de tratamento requer mais do que o planeamento pré-operatório discutido acima. Deve ser criado um ambiente cirúrgico adequado e funcional que compreenda os componentes listados abaixo.

Bloco operatório e equipamento

A realização de um transplante capilar minimamente invasivo não requer nenhum bloco operatório especial. Uma sala de intervenção separada no consultório do médico ou clínica equipada conforme descrito abaixo será suficiente.

Dependendo do âmbito da intervenção, a duração do procedimento pode variar de algumas horas a várias sessões ao longo de um período de vários dias. Assim, é necessário um confortável sofá de operação. Um sofá cosmético de alta qualidade será adequado. Deve ser equipada com características de altura e posicionamento ajustáveis hidraulicamente e uma abertura bem almofadada para a cabeça.

É necessária outra sala separada para a preparação e esterilização dos instrumentos cirúrgicos. Deve ser equipado com um esterilizador de instrumentos.

Instrumentos cirúrgicos

Instrumentos de extracção:

- Agulhas de extracção esterilizadas (agulhas canuladas)

A escolha das agulhas de extracção é muito importante, uma vez que o objectivo do procedimento é evitar cicatrizes sempre que possível. O diâmetro exterior da agulha não deve exceder 1,05 mm. Isto corresponde a uma agulha canulada com um diâmetro interior de 0,95 mm e uma espessura de parede de 0,05 mm. Para pacientes com cabelo particularmente grosso, pode-se considerar a utilização de agulhas de extracção com um diâmetro interior de 1 mm e um diâmetro exterior de 1,1 mm. Contudo, é de esperar cicatrizes significativamente maiores em tais casos. Isto deve ser discutido em grande detalhe e acordado com o paciente.

- Suporte esterilizado para agulhas de extracção
- Pinça de extracção esterilizada

Instrumentos de incisão:

- Lâminas de incisão esterilizadas

Instrumentos de inserção:
- Pinça de inserção esterilizada
Outros instrumentos
- Compressas esterilizadas
- Embalagens frias
- Lupa binocular com ampliação de pelo menos três potências
- Luvas esterilizadas em pó
- Pulverizador com solução salina para pulverizar o local cirúrgico (para melhorar a visibilidade do local)
- Cortinas
- Tabela de instrumentos
- Tesouras cirúrgicas (maxilares afiados, curvados)

A equipa cirúrgica

Muitos fornecedores de transplantes capilares enfatizam fortemente o seu "trabalho de equipa". Não há nada a dizer contra o bom trabalho de equipa. No entanto, deve ser claramente estipulado que apenas o médico como cirurgião executa pessoalmente todas as etapas do procedimento de tratamento que envolvem directamente a cabeça do paciente. Para além da obtenção do consentimento informado do paciente e da administração da anestesia, estas tarefas incluem a extracção completa e a inserção dos enxertos.

A obtenção do consentimento informado do paciente, a administração de anestesia e a realização de todos os procedimentos cirúrgicos na cabeça do paciente fazem parte da obrigação de serviço pessoal do médico.

Como tal, devem ser reservados apenas para o médico e não podem ser delegados em nenhuma circunstância a médicos não médicos.

Idealmente, a equipa cirúrgica é constituída por um cirurgião experiente (médico) e geralmente um ou no máximo dois assistentes cirúrgicos ou enfermeiros.

O Cirurgião (Médico)

A obtenção de resultados de tratamento de qualidade uniforme requer conhecimentos especializados abrangentes e conhecimentos práticos específicos por parte do cirurgião. A experiência do cirurgião é tão importante pela simples razão de que cada paciente apresenta exigências físicas e emocionais individuais e responde naturalmente também ao tratamento individualmente.

Como todo o processo desde o transplante até ao resultado final do tratamento é extremamente demorado, a experiência útil só pode ser obtida com numerosos tratamentos ao longo de um período de muitos anos.

Acrescente-se a isto que o campo médico da queda de cabelo e dos transplantes capilares modernos é tão extenso que o cirurgião de transplantes capilares deveria ser melhor especializado neste campo. Finalmente, o cirurgião com experiência prática pode ser reconhecido pelo facto de se ter especializado exclusivamente no campo do transplante capilar. Um médico que é activo noutras especialidades e realiza outras intervenções cirúrgicas para além do transplante capilar não pode ter a mesma vasta experiência que um médico que se especializou exclusivamente neste campo.

Os Assistentes Cirúrgicos ou Enfermeiros
As tarefas seguintes situam-se no âmbito da sua responsabilidade:
- Preparação e reprocessamento dos instrumentos antes e depois da cirurgia, incluindo a esterilização e preparação de bandejas de instrumentos
- Passagem de instrumentos durante a operação
- Assegurar que as placas de petri com solução salina são armazenadas num local fresco (optimamente a 4 °C)
- Ordenar as unidades foliculares pelo número de pêlos
- Documentar a distribuição de unidades foliculares (quantas UGF de 1 cabelo, UGF de 2 cabelos, etc.)

6.8 A Operação: Secção específica do paciente
(i)   Obtenção do Consentimento Informado do Doente
A alopecia androgenética é uma desordem hereditária progressiva. Por esta razão, o médico deve educar o paciente atempadamente (por exemplo, na consulta inicial) sobre a patologia da AGA e as opções de tratamento conservador, médico, e cirúrgico disponíveis.
Devido à sua técnica de extracção com separação de tecidos, o transplante capilar minimamente invasivo quase não implica riscos para o paciente em comparação com as técnicas convencionais.
Por esta razão, a discussão de consentimento em relação à cirurgia também pode ter lugar no dia do tratamento pelo médico assistente. Um intervalo tão curto entre a discussão do consentimento e o tratamento não é permitido com os métodos convencionais, uma vez que o paciente é exposto a maiores riscos físicos (de complicações) e deve, portanto, ser dado mais tempo para reflexão antes de consentir o procedimento.
Os requisitos para um tratamento de baixo risco incluem assim que um cirurgião execute cuidadosamente a operação sem delegar o procedimento a profissionais não médicos e evitando a utilização de instrumentos de extracção motorizados e robôs de extracção.

Além disso, deve-se abster-se de extrair mais de 2500 FU por sessão ("megasessão"), uma vez que isto multiplica o efeito das lesões menores dos tecidos e não é consistente com o carácter de partilha de tecidos do método FUE minimamente invasivo.

Como as grandes manchas de careca não podem ser tratadas satisfatoriamente ou talvez nem sequer com um único transplante capilar, o objectivo da operação planeada deve ser discutido em grande detalhe com o paciente.

O paciente deve também ser exaustivamente informado sobre a taxa de sucesso esperada como taxa de sobrevivência percentual dos enxertos. Promessas optimistas tais como "mais uma vez uma cabeça cheia de cabelo" ou "alcançamos consistentemente altas taxas de sobrevivência dos enxertos de 90% e mais" desiludem regularmente os pacientes após o fracasso em alcançar uma taxa de sobrevivência mais elevada. Os pacientes vêem a menor taxa de sobrevivência como uma complicação, o que muitas vezes leva a queixas e desapontamento.

Além disso, os pacientes devem ser informados sobre a necessidade e relevância de cortar o cabelo do couro cabeludo pré-operatoriamente até um comprimento de 1 mm. A extensão da queda do cabelo só se torna aparente quando o cabelo existente é aparado. Só então é tratável de forma eficaz.

Cicatrização de Feridas

A colheita de unidades foliculares individuais da área doadora com uma agulha de extracção e incisão das incisões receptoras na área receptora deixa para trás pequenas feridas que estão associadas ao eritema. Enquanto na área doadora as feridas cicatrizam e o eritema se resolve completamente entre os 7 e 9 dias pós-operatórios, este processo de cicatrização leva cerca de 10-14 dias na área receptora com transplante atraumático.

Cicatrização

O transplante capilar minimamente invasivo geralmente não produz cicatrizes visíveis permanentes.

No entanto, isto nunca pode ser totalmente excluído, uma vez que pode existir uma predisposição pessoal.

Se as feridas de extracção na área doadora cicatrizam sem cicatrizes visíveis depende de dois factores importantes:

- O diâmetro exterior da agulha de extracção: A utilização de agulhas de extracção com um diâmetro superior a 1,1 mm está geralmente associada à formação de pequenas cicatrizes elípticas. Consequentemente, para um transplante de cabelo FUE eficaz e sem cicatrizes, deve-se usar exclusivamente

agulhas de extracção com um diâmetro exterior máximo de 1-1,1 mm e um diâmetro interior máximo de 0,95-1 mm.
- Cuidados pós-operatórios conscienciosos da área doadora com pomadas especiais.

Características de Crescimento dos Enxertos
Em aproximadamente 90% dos cabelos transplantados, o crescimento longitudinal temporário que começa na primeira semana de pós-operatório cessa, e os cabelos caem nas 3 semanas seguintes. É apenas entre o terceiro e quarto meses de pós-operatório que o primeiro grande surto de crescimento ocorre nos primeiros pêlos finos não pigmentados que mais tarde se transformam em pêlos terminais pigmentados fortes. O resto dos pêlos volta a crescer em surtos de crescimento adicionais. O processo dura geralmente até ao 12º mês de pós-operatório.
Educar o paciente sobre as características de crescimento dos enxertos é uma das tarefas mais importantes do médico na obtenção do consentimento informado do paciente. Isto porque a súbita perda de cabelo transplantado e o seu crescimento retardado e retardado, que pode demorar até um ano, causa desespero e pânico a muitos pacientes.

Risco de Infecção
O risco de infecção com o método FUE é de quase 0%.

Dor pós-operatória
Normalmente não se deve esperar dor nos primeiros 3 dias de pós-operatório. No entanto, podem ocorrer ligeiras sensações de tensão na pele.
Começando no dia pós-operatório 4, 15% dos pacientes relatam sensações noturnas de dor e prurido na pele que podem ocorrer em conjunto com a regeneração das fibras nervosas cutâneas.
Após consulta pessoal com o médico sobre todos os artigos acima mencionados e após o consentimento do procedimento, o paciente recebe roupa confortável para o bloco operatório. Idealmente, a parte de cima deveria ter botões ou um fecho de correr para não ter de ser puxada sobre a cabeça, pois caso contrário o paciente arriscar-se-ia a arrancar os enxertos ao mudar de roupa.

(ii) Documentação   Fotográfica em Cirurgia de Restauração Capilar
As fotografias "antes" documentam o estado inicial do cabelo antes do tratamento. Antes do transplante capilar, devem ser obtidas fotografias "antes"

do paciente com cabelo comprido e com cabelo curto imediatamente após ter sido barbeado.

As fotografias também devem ser obtidas imediatamente após o tratamento para documentar o resultado do tratamento.

Para assegurar a comparabilidade precisa com as fotografias "antes", as fotografias devem ser tiradas em condições padronizadas (Fig. 6.19).

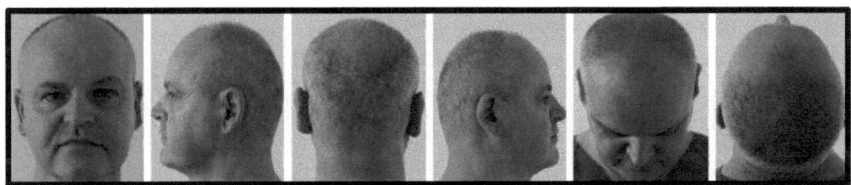

Fig. 6.19 Fotografias pré-operatórias a partir de seis perspectivas padrão: vista frontal, vista lateral esquerda, vista posterior, vista lateral direita, vista de inclinação, e vista de reclinação
(fonte: Reza P Azar. FUE Hair Transplantation - A Minimally Invasive Approach).

(iii) Depilação completa ou parcial do couro cabeludo

Os pacientes com queda de cabelo gostam frequentemente de usar o cabelo durante mais tempo para cobrir as suas áreas carecas ou desbotadas. É compreensível que não queiram que o seu cabelo seja aparado. Contudo, a extensão total da queda de cabelo só é aparente, e portanto tratável, quando o cabelo na área receptora é aparado. Raspar todo o cabelo do couro cabeludo até um comprimento de 1 mm é um requisito absoluto para um transplante de cabelo bem sucedido.

O barbear revela as distâncias entre as unidades foliculares individuais. Também se vê a extensão exacta do desbaste e miniaturização do cabelo nas regiões afectadas (geralmente as zonas de transição entre as áreas calvas e densamente cobertas).

Riscos de não barbear a área receptora

A não depilação da área receptora apresenta os seguintes riscos:

- Podem faltar as áreas afiladas e miniaturizadas.

- As incisões dos receptores não podem ser encontradas ou apenas com dificuldade porque estão cobertas por cabelo.

- A inserção torna-se mais difícil porque a abordagem às incisões receptoras é coberta pelo cabelo. Isto representa um risco adicional de desidratação dos enxertos devido ao atraso na colocação.

- Os enxertos podem aderir a pêlos adjacentes, apresentando o risco de serem inadvertidamente avulsionados.

É também crucial aparar o cabelo na área doadora porque só então é possível extrair as unidades foliculares intactas. Só com uma visão absolutamente livre do restolho do cabelo na área doadora é que o médico pode determinar a direcção do crescimento do cabelo, permitir e assegurar que as unidades foliculares são extraídas totalmente intactas.

As vantagens de barbear completamente a área doadora incluem:

- É possível extrair UGF totalmente intactas.

- É possível uma colheita uniforme e harmoniosamente distribuída de enxertos por toda a área doadora.

- As áreas com menor densidade capilar podem ser poupadas de depilação adicional.

- Os cuidados posteriores são mais fáceis.

As excepções incluem pacientes dos tipos NW I-III em que o objectivo do tratamento é simplesmente o transplante isolado de cabelo para os cantos frontotemporais sem qualquer enxerto adicional para as áreas afinadas circundantes. Nesses casos, bastará uma depilação parcial que poupe os pêlos no topo da cabeça. No entanto, as áreas miniaturizadas e desbastadas adjacentes aos cantos frontotemporais devem ser aparadas para o transplante capilar.

6.9 A Intervenção Cirúrgica

(i) Anestesia de Desinfecção e Infiltração da   Pele

Após o sítio cirúrgico (áreas doadora e receptora) ter sido raspado, o mesmo é desinfectado. É melhor pulverizar tintura de kodan incolor sobre a pele, que é depois limpa com compressas esterilizadas para hidratar completamente a pele. No decurso do procedimento cirúrgico, as áreas tratadas podem ser desinfectadas com octenisept sem álcool à medida que a anestesia se desgasta. A vantagem disto é que o paciente não sentirá uma sensação de ardor à medida que a preparação é pulverizada sobre a pele irritada (Fig. 6.20).

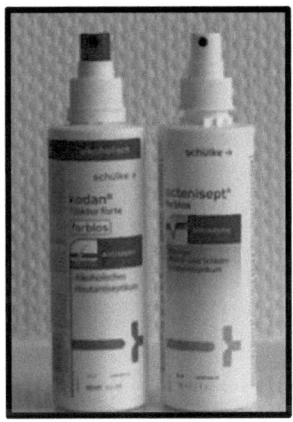

Fig. 6.20 A pele é desinfectada com kodan e octenisept sem álcool
(fonte: Reza P Azar. FUE Hair Transplantation - A Minimally Invasive
Approach).

A anestesia local por meio de anestesia de infiltração actua sobre os nervos
sensoriais no tecido subcutâneo e assegura um tratamento indolor durante o
transplante.

Os anestésicos locais normalmente utilizados incluem lidocaína de acção curta e
bupivacaína de acção longa, que são cada um fornecido em ampolas e frascos de
dose única. A adição de epinefrina às soluções anestésicas reduz a absorção dos
anestésicos locais nos tecidos e prolonga assim o seu efeito. Isto reduz a
quantidade de anestésico necessária e, com ela, o risco de um efeito tóxico.

O efeito vasoconstritor da epinefrina é uma vantagem decisiva, uma vez que
reduz a hemorragia das feridas de perfuração e incisão, assegurando uma visão
clara do local cirúrgico relativamente sem sangue.

A dose geralmente recomendada de epinefrina diluída varia entre 1:100.000 e
1:200.000. Atingir esta concentração de epinefrina numa solução de 50 mL de
lidocaína exigirá 0,5 ou 0,25 mL de epinefrina 1:1000, respectivamente.

A anestesia de infiltração é injectada num padrão em forma de leque ou
difusamente no tecido subcutâneo da área doadora. Os bloqueios nervosos alvo
podem também alcançar o efeito anestésico desejado. No entanto, a ausência do
efeito vasoconstritor da epinefrina resultará numa maior hemorragia que
interferirá grandemente com a visão do cirurgião sobre o local cirúrgico.

Para evitar uma overdose e uma possível intoxicação, deve-se sempre anestesiar
apenas as áreas que serão tratadas imediatamente. Isto pressupõe que todo o
tratamento é realizado e monitorizado pelo médico.

Muitos pacientes consideram dolorosa a infiltração anestésica do couro cabeludo, especialmente na área receptora. Esta dor não é causada pela injecção em si, mas sim pela pressão do anestésico injectado nos tecidos e células nervosas adjacentes. Assim, a anestesia superficial simples, tal como com o creme EMLA, não pode neutralizar esta dor.

Anestesia da área doadora

A injecção de solução anestésica aumenta brevemente a pressão do tecido. No entanto, normaliza-se rapidamente devido ao grande espaço entre as camadas de tecido e à resultante maior mobilidade da pele e normalmente não tem efeito duradouro. Apenas em casos extremos a injecção de grandes volumes de anestésico pode levar temporariamente a um fornecimento arterial insuficiente à pele e aos folículos pilosos.

A aplicação adicional de força na extracção cirúrgica dos enxertos pode exacerbar os danos do tecido. No caso mais desfavorável, isto pode levar à temida complicação da perda de choque com perda permanente parcial de cabelo nativo. O risco de perda de choque pelo método FUE quando cuidadosamente realizado é significativamente menor em comparação com as técnicas convencionais de extracção e aproxima-se de 0%. No entanto, esta complicação grave no que respeita à anestesia em combinação com o processo de extracção não pode ser excluída.

Recomenda-se que, dependendo do número de enxertos necessários, a área doadora possa ser suficientemente anestesiada com 30-50 mL de 1% de lidocaína (1 mL de solução de injecção contém 10 mg de cloridrato de lidocaína) e a adição de epinefrina (1:100.000 e 1:200.000) (Fig. 6.21).

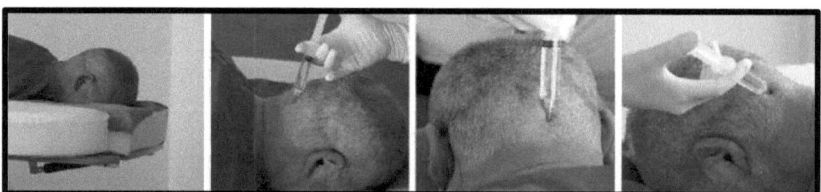

Fig. 6.21 O doente é posicionado propenso a anestesia de infiltração difusa da porção occipital da área doadora (fonte: Reza P Azar. FUE Hair Transplantation - A Minimally Invasive Approach).

Anestesia da área receptora

A situação é diferente na área receptora. Devido ao espaço estreito entre a pele e a abóbada do crânio, a pele aqui é menos móvel. Mesmo pequenos volumes de anestésicos que ocupam espaço levam ao aumento da pressão intersticial. Isto, por sua vez, resulta numa perfusão reduzida da pele e dos folículos pilosos e pode levar a um fornecimento arterial insuficiente à área receptora devido à compressão, prejudicando assim a microvasculatura e aumentando a permeabilidade vascular. Isto pode levar à exsudação de fluido dos vasos sanguíneos, o que por sua vez pode aumentar a pressão intersticial. O risco de eflúvios ou de perda de choque aumenta em conformidade.

Outro desencadeador ou multiplicador da perda de choque são os danos dos tecidos (lesões na pele e estruturas neurovasculares) causados pela realização das incisões do receptor. Isto pode levar a um abastecimento insuficiente dos folículos capilares, a um aumento da exsudação do fluido com uma pressão intersticial elevada, e à libertação de mediadores inflamatórios.

Adicionalmente, os enxertos recentemente implantados sem fornecimento vascular serão fornecidos com menos oxigénio e nutrientes na região da pele gravemente inflamada. Como resultado, a taxa de sobrevivência dos enxertos diminui e com ela o número de pêlos sobreviventes.

Para evitar complicações como a perda por choque e baixas taxas de sobrevivência dos enxertos, deve-se evitar a infiltração com grandes volumes de anestésicos locais na área receptora.

Anestesia Local Tumescente

A anestesia local tumescente representa uma variação da anestesia de infiltração que é amplamente utilizada na cirurgia de restauração capilar. Neste tipo de anestesia, são injectados na pele volumes extremamente grandes de anestésico misturado com epinefrina e diluído em solução salina. Embora isto tenha a vantagem de prolongar o efeito anestésico, está também associado a uma taxa muito elevada de perda por choque.

Outras desvantagens da anestesia local tumescente em comparação com a anestesia clássica de infiltração na região frontal da área receptora incluem o inchaço pós-operatório da testa, região dos olhos e face causado pela drenagem anestésica e linfática devido à gravidade. Esta condição extremamente desagradável atinge o seu ponto mais alto no 3º dia pós-operatório e prejudica grandemente os pacientes na sua vida diária.

Em contraste, a anestesia clássica de infiltração provoca um ligeiro a médio inchaço na região frontal e facial em apenas cerca de 5% dos pacientes tratados. As pessoas afectadas são atletas de resistência ou pessoas com uma constituição esguia e apenas pequenas quantidades de gordura corporal no couro cabeludo.

(ii) Remoção   cirúrgica dos pêlos do doador
Posicionamento do paciente

Para colher os cabelos das várias regiões doadoras da franja capilar, o paciente é sucessivamente colocado nas seguintes posições:
- Pronto com o rosto na abertura da cabeça virado para baixo
Cerca de 25% do cabelo doador a ser removido é facilmente acessível para extracção com o doente propenso (Figs. 6.22 e 6.23).
- Na posição lateral direita (Fig. 6.24)
- Na posição lateral esquerda (Fig. 6.25)
Os restantes 75% do cabelo do doador podem ser colhidos com o paciente colocado nas posições laterais direita e esquerda. Após cada período de extracção, as feridas de perfuração são temporariamente enfaixadas com compressas esterilizadas.

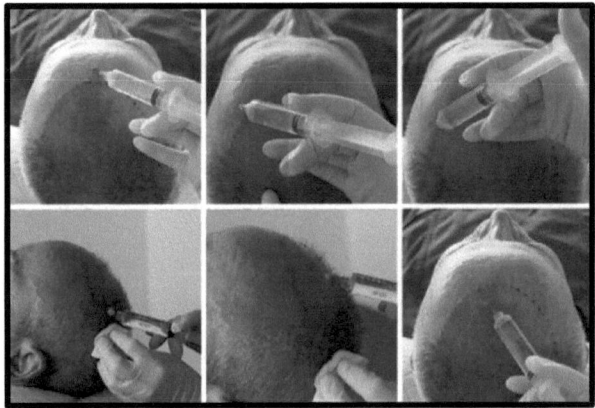

Fig. 6.22 Anestesia de infiltração em forma de anel no tecido subcutâneo da área receptora com quantidades decrescentes de solução injectada para o centro

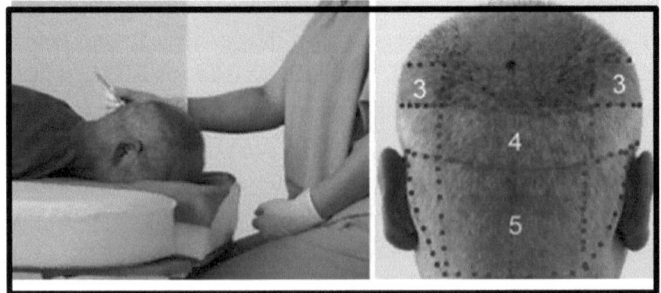

Fig. 6.23 Abordagem cirúrgica das áreas occipitoparietal e occipital (campos 4 e 5) com o doente propenso

(fonte: Reza P Azar. FUE Hair Transplantation - A Minimally Invasive Approach).

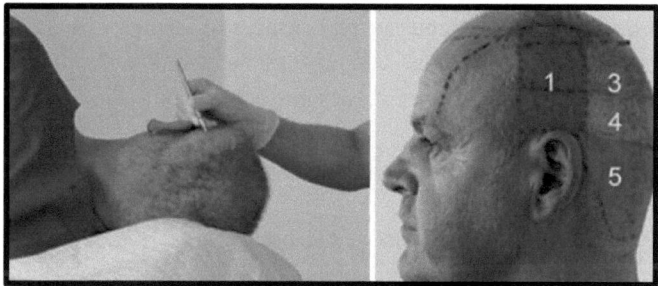

Fig. 6.24 Abordagem cirúrgica das áreas occipitoparietal e occipital (campos 4 e 5) e das áreas temporoparietal e parietal (campos 1 e 3) no lado esquerdo da cabeça

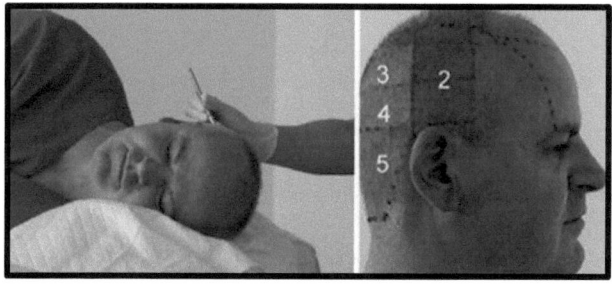

Fig. 6.25 Abordagem cirúrgica das partes das áreas occipitoparietal e occipital (campos 4 e 5) e das áreas temporoparietal e parietal (campos 2 e 3) do lado direito da cabeça

(fonte: Reza P Azar. FUE Hair Transplantation - A Minimally Invasive Approach).

O Método IFUE com Sequências Coordenadas de Procedimentos

No método clássico FUE, todos os pêlos dos doadores são colhidos de todas as áreas doadoras num único passo.

Contudo, as experiências práticas demonstraram que este procedimento pode ser ainda mais optimizado subdividindo o procedimento de transplante em várias sessões de extracção e inserção mais curtas. Optimizei o método FUE como método IFUE (extracção intermitente de unidades foliculares) adicionando uma incisão e uma etapa de inserção imediatamente após cada etapa de extracção. O procedimento envolve assim uma série de fases curtas e periódicas de extracção, incisão e inserção.

Extracção manual
Como o procedimento de extracção representa a diferença essencial entre os diferentes métodos de transplante capilar e também influencia grandemente o resultado do transplante, este será descrito em grande detalhe na secção seguinte.

Na técnica clássica de extracção manual, o cirurgião segura a agulha de extracção com um porta-agulhas como uma caneta entre o polegar, o dedo indicador e o dedo médio (uma pega de três pontos). O cirurgião alinha a agulha com o ângulo de saída ou eixo longitudinal do cabelo e desliza-a sobre o cabelo da FU (previamente aparado a 1 mm). Num FU contendo vários pêlos num feixe, a agulha canulada é deslizada sobre todos os pêlos do FU (Fig. 6.26).

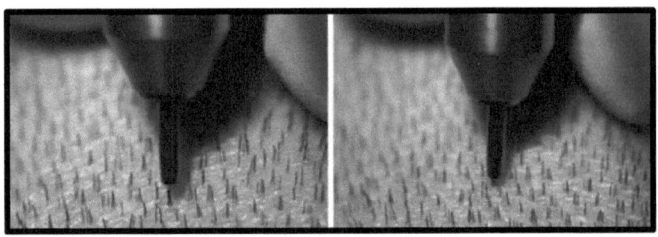

Fig. 6.26 A agulha de extracção é alinhada ao longo do eixo longitudinal do cabelo e depois desliza sobre o cabelo ou pêlos do FU a ser extraído (fonte: Reza P Azar. FUE Hair Transplantation - A Minimally Invasive Approach).

À medida que a agulha avança em direcção à pele e a sua ponta faz contacto com a superfície da pele, o cirurgião deve primeiro parar a agulha antes de penetrar na pele.

Se a agulha não for afiada com precisão (o que é quase sempre o caso devido ao processo de fabrico), a falha em parar a agulha causaria deformação local e deslocamento da pele antes das forças que actuam sobre ela. Isto poderia causar um deslocamento relativo entre as porções distal e proximal do folículo piloso, o que também se reflectiria numa taxa de transecção mais elevada (Fig. 6.27).

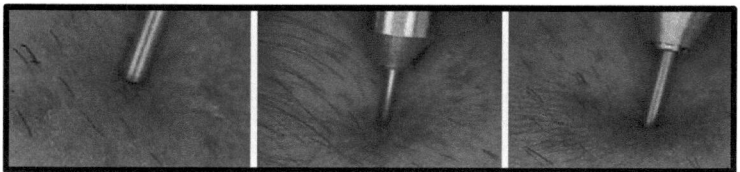

Fig. 6.27 Deformação local e deslocamento da pele devido à elevada força que actua sobre uma agulha de extracção imprecisamente afiada (fonte: Reza P Azar. FUE Hair Transplantation - A Minimally Invasive Approach).

Uma deformação local severa da pele durante o processo de punção pode ser evitada:
- Utilização de agulhas de extracção afiadas.
- Substituição da agulha de extracção após a ponta de corte ter sido desgastada por múltiplas extracções.
- Focada, aumentando gradualmente a aplicação de força à agulha de extracção.

Neste procedimento, a sensação na ponta dos dedos é crucial, pois o médico deve "pensar com a agulha", inicialmente alinhando-a exactamente ao longo do eixo de crescimento do cabelo e depois parando a agulha canulada à medida que toca a pele antes de avançar a agulha para a pele num movimento preciso com pressão medida e gradualmente crescente. Isto é feito avançando lentamente a agulha com um movimento axial oscilante que supera a resistência da pele e transporta a agulha para a pele a uma profundidade de 3-8 mm, dependendo do comprimento do folículo. Depois a agulha canulada é retirada da pele e removida. Quando a agulha canulada tiver sido retirada do tecido cutâneo, este procedimento de punção terá causado uma ferida de punção à volta da unidade folicular. Foi demonstrado que é melhor perfurar 20-25 FUs desta forma e depois extraí-los juntos mais tarde. Os FUs são então extraídos do tecido cutâneo com a pinça de extracção. Aqui, é importante extrair o FU sem aplicar força excessiva; se houver resistência, então a profundidade do punção foi insuficiente. A agulha canulada deve então ser novamente deslizada sobre o FU antes de perfurar mais profundamente em torno do FU (Fig. 6.28).

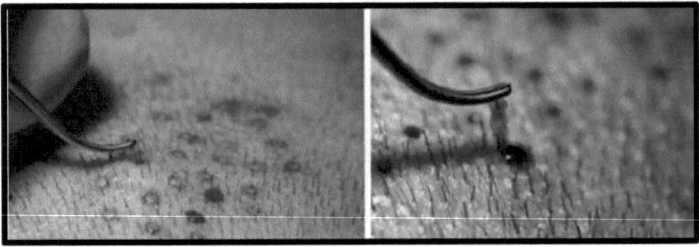

Fig. 6.28 Procedimento de extracção: Uma vez que o FU tenha sido mobilizado com sucesso pelo procedimento de perfuração, a porção epidérmica do enxerto é agarrada com a pinça de extracção, e o enxerto é extraído da ferida da perfuração (fonte: Reza P Azar. FUE Hair Transplantation - A Minimally Invasive Approach).

Os FUs extraídos são armazenados com o tecido de pele circundante numa solução fisiológica salina refrigerada numa placa de Petri. Após cada fase de extracção, as feridas perfuradas são temporariamente enfaixadas com compressas esterilizadas antes da fase de inserção, que se segue imediatamente a seguir (Fig. 6.29).

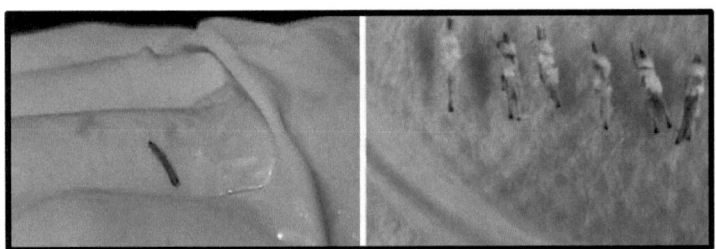

Fig. 6.29 Esquerda: Um FU de 2 cabelos na luva cirúrgica. Direita: Os enxertos são armazenados numa solução fisiológica salina (fonte: Reza P Azar. FUE Hair Transplantation - A Minimally Invasive Approach).

Num tratamento inicial, o âmbito da extracção não deve exceder 2000-2500 UGF devido ao risco de efluentes agudos induzidos por trauma com desbaste irreversível da área doadora. Aqui é útil utilizar o termo "quota de extracção" como a percentagem de unidades foliculares por cm2 a ser extraída. Uma quota de extracção de 20-25%, significando cada quarto ou quinto cabelo, nunca deve ser excedida, pois de outra forma o efluvião iatrogénico poderia resultar na perda permanente de alguns dos FU. Normalmente os clínicos planeiam e realizam a extracção e inserção de 1000 a, no máximo, 1500 enxertos por dia. No interesse da protecção do paciente e da obtenção de um bom resultado, o melhor também é não exceder esta quantidade (Fig. 6.30).

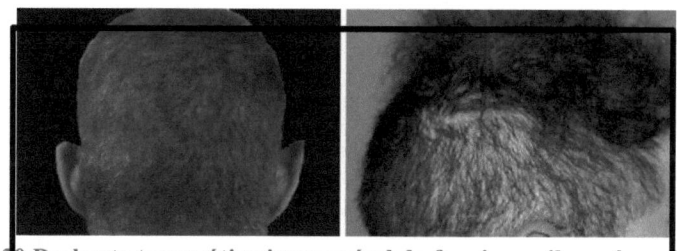

Fig. 6.30 ~~Desbaste traumático irreversível da franja capilar e área~~ doadora resultante de uma única extracção de mais de 2500 FUs em dois pacientes diferentes. Em ambos os casos, não há cicatrizes visíveis de extracção. Isto significa que o desbaste traumático não foi causado por agulhas de tamanho excessivo, mas sim por quotas de extracção excessivamente elevadas. Deve salientar-se que a extracção de mais de 2500 UGF pode levar a danos nos tecidos, resultando na perda irreversível das UGF nativas adjacentes. Uma perda irreversível de UF pode também ocorrer com um menor número de enxertos quando há um trauma adicional, por exemplo, devido à utilização de agulhas de extracção com um diâmetro exterior superior a 1,1 mm. (fonte: Reza P Azar. FUE Hair Transplantation - A Minimally Invasive Approach).**

Vantagens da Extracção Manual de acordo com o Método IFUE

O tempo que os enxertos sensíveis passam fora do corpo pode ser mantido muito curto. Isto minimiza os danos nos enxertos e, consequentemente, permite que se curem e integrem melhor, o que se reflecte numa maior taxa de sobrevivência.

O paciente não é obrigado a permanecer numa determinada posição por tanto tempo, o que é mais confortável para ele e causa menos problemas subsequentes.

Fazer uma pausa após cada fase de extracção e inserção é mais agradável para o paciente, e ajuda o médico a manter a concentração enquanto trabalha.

Pequenas fases de extracção em que são colhidos 150-200 FUs facilitam a classificação dos enxertos de acordo com o comprimento e o número de pêlos. Consequentemente, o médico pode ajustar mais facilmente o número de incisões da respectiva profundidade, largura e ângulo.

Extracção Manual Versus Motorizada

Uma vez que a extracção de pêlos dos doadores é um processo muito trabalhoso e demorado, foram feitas tentativas nos últimos anos para acelerar este processo. Consequentemente, tem havido uma tendência observável para métodos de extracção motorizados. Os métodos motorizados utilizam micromotores para fazer avançar a agulha canulada para a pele num movimento de rotação rápida. Ao utilizar micromotores, em contraste com a extracção manual, o instrumento de extracção é segurado num punho ou punho de quatro pontos.

A diferença para a extracção manual é que a agulha entra na pele em várias rotações. No entanto, isto não oferece quaisquer vantagens significativas. Estas rotações são ainda mais susceptíveis de causar efeitos secundários indesejáveis. Estes incluem o estrangulamento da FU devido à rotação em torno do seu próprio eixo num processo de punção incompleto.

O processo de punção também pode causar lesões térmicas na pele e aumento da hemorragia que pode prejudicar a visão do cirurgião sobre o local da cirurgia.

No método clássico de extracção manual descrito acima, o cirurgião segura a agulha de extracção num suporte de agulha como uma caneta entre o polegar, o indicador e o dedo médio (uma pega de três pontos) e desliza-a sobre a FU até a ponta da agulha tocar na pele sem pressão (Fig. 6.31).

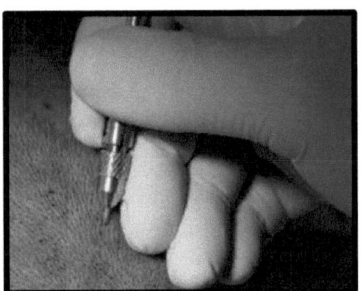

Fig. 6.31 A agulha de extracção é segurada e guiada numa pega de três pontos, preservando de forma crucial a sensação na ponta dos dedos que permite ao cirurgião "pensar com a agulha".
(fonte: Reza P Azar. FUE Hair Transplantation - A Minimally Invasive Approach).

Ao contrário da opinião popular, a agulha motorizada não pode acelerar a velocidade da fase de extracção. Isto porque as etapas mais demoradas do procedimento de extracção são conseguir um alinhamento axial perfeito da agulha com a haste do cabelo, depois parar a agulha em contacto com a pele, e depois perfurar lentamente.

O alinhamento inadequado ou impreciso da agulha com o eixo do cabelo leva inevitavelmente à transecção completa ou parcial do FU (Fig. 6.32).

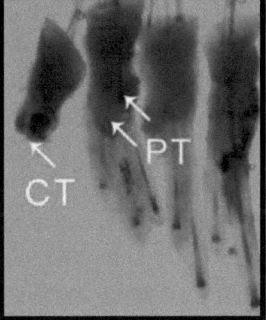

Fig. 6.32 Lesão por extracção na FU causada pelo alinhamento impreciso da agulha de extracção com o eixo longitudinal do eixo do cabelo. CT: Transecção completa do FU ao nível da glândula sebácea. PT: Transecção parcial de folículos de 2 cabelos dentro de um FU de 4 cabelos. (fonte: Reza P Azar. FUE Hair Transplantation - A Minimally Invasive Approach).

O procedimento de extracção requer não só sensibilidade na ponta dos dedos, mas também uma sequência de movimento muito fina que só pode ser executada com o controlo motor fino dos dedos. O tamanho e o peso dos micromotores requerem uma pega de quatro pontos ou punho, tornando impossível o movimento suave das mãos e braços e a coordenação isolada dos dedos.

Os micromotores são guiados com toda a mão ou braço. Os movimentos grosseiros do braço e/ou pulso levam a grandes padrões de movimento grosseiro. Falta a sensação fina decisiva e a coordenação.

Um argumento enfatizado pelos defensores da extracção motorizada é a maior velocidade da extracção e o tempo que poupa. No entanto, a extracção motorizada precisa não é mais rápida do que a extracção manual precisa. Isto porque a etapa de extracção mais demorada é conseguir um alinhamento axial preciso da agulha canulada com a haste do cabelo e realizar o movimento oscilante lento da punção através da pele.

Quer seja motorizado ou força manual, o avanço da agulha de extracção em alguns milímetros para a pele é imaterial.

Comparação dos Resultados da Extracção Manual e Motorizada
Num determinado período de tempo, um maior número de enxertos pode de facto ser colhido com a ajuda de um micromotor do que é possível por extracção

manual. Os micromotores têm claramente a vantagem de uma maior quantidade por unidade de tempo.

No entanto, se examinarmos a qualidade dos enxertos colhidos para além da quantidade, então vemos que a vantagem reside claramente na extracção manual. Isto porque a taxa de transecções e lesões causadas por micromotores é várias vezes mais elevada do que com a extracção manual. Resume-se à questão da quantidade versus qualidade.

Em última análise, o tempo poupado pela colheita de uma maior quantidade de enxertos utilizando micromotores é conseguido ao custo de sacrificar um procedimento de punção realizado com precisão (alinhamento correcto, pressão adequada, profundidade óptima) e comprometendo a qualidade dos enxertos. O argumento da poupança de tempo não é, portanto, realmente válido.

Muitos utilizadores de micromotores tentam compensar a falta de precisão no alinhamento da agulha com o cabelo e a elevada taxa de transecção. Ao fazê-lo, aceitam de boa vontade cicatrizes inestéticas, especialmente cicatrizes confluentes e desbaste iatrogénico na área doadora (Figs. 6.33, 6.34, e 6.35).

Consequências da técnica de extracção motorizada:
- A extracção subóptima dos enxertos danifica muitas raízes capilares e leva a uma alta taxa de transecção.
- Diminuição severa, geralmente irreversível, perda por choque, ou eflúvio agudo como resultado de "murro cego" e uma quota de extracção excessivamente elevada.
- Cicatrizes confluentes do "murro cego" com uma visão deficiente do local cirúrgico devido ao aumento da hemorragia.
- Grandes cicatrizes devido à utilização de agulhas canuladas excessivamente grandes.
- Aumento da hemorragia.
- A traumatização da área doadora por micromotores significa que muitos pacientes ficam sem opções de tratamento remanescentes numa idade precoce; já não são possíveis mais transplantes capilares.
- Colheita excessiva de pêlos de doadores: Em combinação com a técnica motorizada, frequentemente são extraídas ou destruídas demasiadas unidades foliculares. A área doadora é "sobrecolhida" e danificada permanentemente.

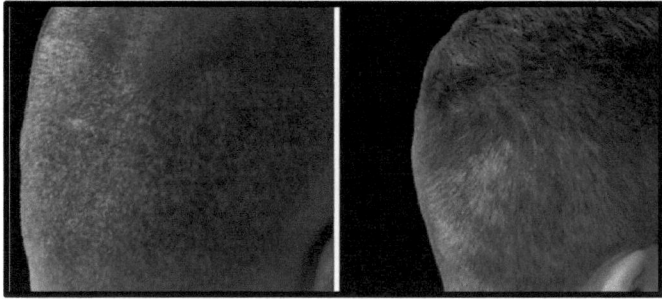

Fig. 6.33 Desbaste da área doadora no cenário de perda de choque parcial irreversível (em dois pacientes) causada por: Extracção de um número excessivo de FUs utilizando micromotores. Extracção de um número excessivo de UGF (quota de extracção demasiado elevada)

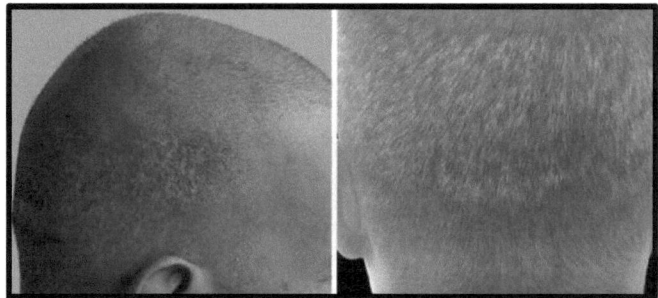

Fig. 6.34 Desbaste da área doadora no cenário de perda de choque parcial irreversível causada por: Utilização de micromotores com grandes agulhas de extracção. Extracção de um grande número de enxertos de uma área doadora excessivamente pequena (extraindo a cada segundo ou terceiro FU, uma quota de extracção de 33%). Esta "sobrecolheita" de uma área doadora excessivamente pequena localizada apenas alguns centímetros abaixo da linha posterior do cabelo deve-se normalmente à realização da extracção com o paciente numa posição sentada, em oposição à propensa. Isto significa que a região occipital inferior é coberta pelo apoio da cabeça e não está disponível para ser usada como área doadora. A grande desvantagem desta posição sentada é que os enxertos não são colhidos num padrão uniformemente distribuído de todo o occipital, mas são obtidos em maior número a partir de algumas regiões mais pequenas disponíveis (fonte: Reza P Azar. FUE Hair Transplantation - A Minimally Invasive Approach).

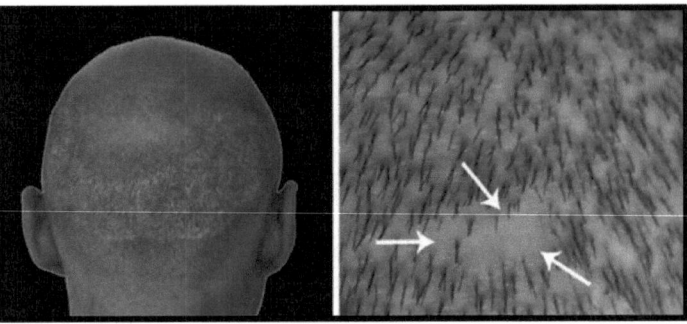

Fig. 6.35 Desbaste da área doadora no cenário de perda de choque parcial irreversível causada por: Extracção de um número excessivamente grande de enxertos (aproximadamente 2000 UF) de uma área doadora excessivamente pequena (extraindo cada segundo de UF, uma quota de extracção de 50%). Utilização de micromotores com grandes agulhas de extracção. A "perfuração cega" devido ao aumento da hemorragia durante o processo de extracção leva a cicatrizes confluentes (ver figura à direita) (fonte: Reza P Azar. FUE Hair Transplantation - A Minimally Invasive Approach).

<u>Cirurgia de Restauração Capilar Assistida por Robôs</u>

Para além da remoção motorizada dos pêlos do doador descrita, houve também tentativas de utilizar robôs na cirurgia de restauração capilar.

No início da cirurgia robótica, foram introduzidos vários sistemas como o CASPAR e o ROBODOC que podiam executar autonomamente etapas individuais da operação. Os fornecedores tinham grandes esperanças nestes sistemas devido ao apelo publicitário antecipado dos robôs que faziam trabalho de precisão. No entanto, a euforia inicial entre os médicos logo se desvaneceu, pois ocorreram repetidamente erros graves no sistema e lesões nos pacientes.

Em contraste com estes sistemas, o sistema DA VINCI dispensou a realização de passos individuais na operação de forma autónoma. Em vez disso, foi criado um sistema robotizado inteligente, que é continuamente controlado e guiado pelo médico. Só integrando um médico experiente se pode obter um efeito de sinergia, transformando efectivamente o robô numa ferramenta de precisão.

Contudo, um cirurgião experiente da restauração capilar FUE sabe que cada paciente apresenta características muito específicas no que respeita à textura da pele e do folículo piloso e que não há dois pacientes iguais. O cirurgião da restauração capilar deve ser adequadamente flexível e ter em conta a situação específica de cada paciente.

Assim, é muitas vezes necessário utilizar agulhas de diferentes desenhos e tamanhos e variar a velocidade de extracção e a pressão da agulha em conformidade. O cirurgião que trabalha à mão pode ser muito mais flexível e concentrado na execução destas tarefas. Por este motivo, muitos cirurgiões FUE preferem não utilizar ferramentas tão inflexíveis como um robô.

Para além de remover os enxertos intactos, o critério decisivo para o especialista FUE é, em última análise, preservar ao máximo a área doadora, utilizando a menor agulha de extracção possível. Contudo, o único sistema robotizado actualmente disponível para a cirurgia de restauração capilar, o sistema ARTAS, emprega um sistema concêntrico de duas agulhas para a extracção de unidades foliculares. A inerente falta de feedback humano sensorimotor neste sistema reduz o robô, a uma ferramenta rígida e inflexível. Infelizmente, não há informação oficial disponível sobre o tamanho real das agulhas de extracção do sistema robotizado (diâmetro interior e exterior).

Selecção da Agulha de Extracção Canelada
Evitar o desbaste iatrogénico na área doadora requer mais do que seleccionar a anestesia adequada, dose, e concentração de epinefrina adicionada. Outras considerações importantes incluem o número de enxertos a serem extraídos e o tamanho das agulhas de extracção canuladas utilizadas.

O mercado de instrumentos cirúrgicos para restauração capilar oferece sete grandes variedades de agulhas canuladas. Dependendo do fabricante, o seu diâmetro interior pode variar entre cerca de 0,5 e 1,6 mm. Quanto maior for o diâmetro da agulha, maior será o dano do tecido que causará. Assim, poder-se-ia assumir que a selecção de uma agulha muito pequena reduziria o trauma do tecido ao ponto de não ser necessário temer complicações.

Contudo, também é necessário um certo tamanho mínimo de enxerto para obter um enxerto vital que possa prosperar. Aqui, o princípio é que quanto menos tecido circundante tiver um enxerto, menor será a probabilidade de se integrar no tecido receptor e menor será a taxa de sobrevivência.

Em conclusão, vemos que existe um compromisso entre dois requisitos contraditórios para a colheita de enxertos. Por um lado, enxertos maiores, mais espessos e com uma ampla margem de tecido circundante estão associados a uma maior taxa de sobrevivência. Por outro lado, a utilização de agulhas excessivamente grandes aumenta o risco de perda de choque traumático e de cicatrizes.

Isto leva-nos à questão da agulha ideal. Uma agulha canulada óptima deve ser suficientemente grande para extrair uma FU de 4 cabelos intacta, mas também suficientemente pequena para não deixar qualquer trauma. Sabe-se que os enxertos dissecados de forma muito estreita apresentam taxas de sobrevivência significativamente inferiores aos enxertos dissecados de forma menos final. Por outro lado, a utilização de uma agulha com um diâmetro exterior superior a 1,1 mm causará um trauma involuntário mas inevitável do tecido e consequente cicatrização (Figs. 6.36, 6.37, e 6.38).

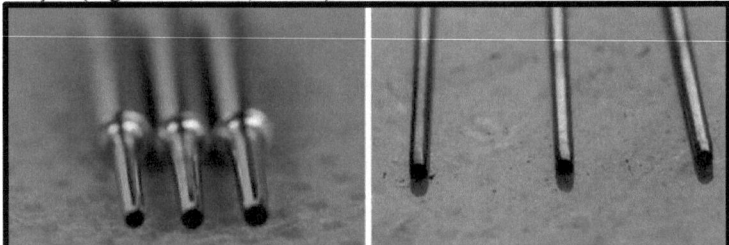

Fig. 6.36 As agulhas de extracção canuladas estão disponíveis em vários tamanhos entre 0,5 e 1,65 mm, dependendo do fabricante

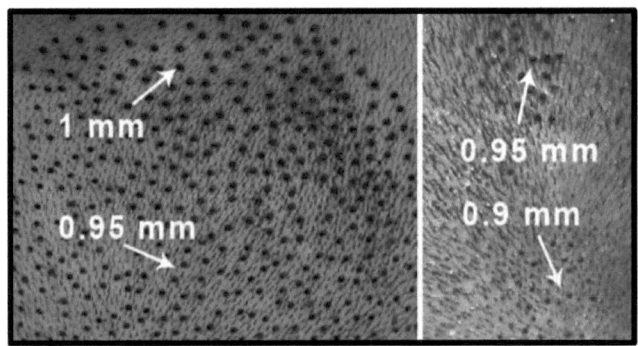

Fig. 6.37 Feridas de perfuração elíptica causadas pela utilização de diferentes tamanhos de agulha de 0,9 a 1 mm

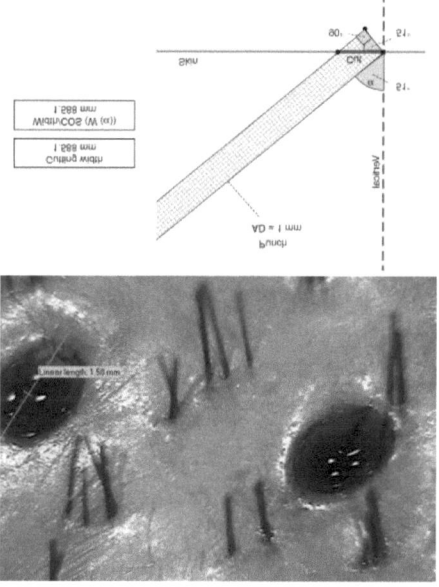

Fig. 6.38 Figura superior e intermédia: A utilização de agulhas de extracção com um diâmetro exterior de 1,05 mm e diâmetro interior de 0,95 mm provoca uma ferida elíptica com um comprimento máximo de 1,58 mm quando o pêlo é extraído num ângulo de saída de 39° em relação à superfície da pele. Figura inferior: Após apenas 20 h, a ferida de punção contacta em até 50%. Depois de apenas 48 h, a ferida fechou completamente
(fonte: Reza P Azar. FUE Hair Transplantation - A Minimally Invasive Approach).

Armazenar os enxertos

O tempo de armazenamento dos enxertos fora do corpo deve ser mantido o mais curto possível para os manter vivos e protegê-los da desidratação e alcançar uma alta taxa de sobrevivência.

As fases alternadas de extracção e inserção do método IFUE são conducentes a intervalos de armazenamento tão curtos. Numa fase de extracção, em que são colhidos 150-200 enxertos, o período de armazenamento fora do corpo é, em média, de cerca de 40 a, no máximo, 60 min. Os enxertos são geralmente armazenados numa solução fisiológica salina em placas de petri esterilizadas. O meio de armazenamento é mantido a uma temperatura máxima de 4 °C com embalagens frias.

115

Cuidados imediatos com feridas pós-operatórias na área doadora

Como foi mencionado acima, entre cada fase individual de extracção e inserção, as feridas perfuradas são temporariamente enfaixadas com compressas esterilizadas e fita adesiva.

Após a conclusão da intervenção, as ligaduras temporárias são removidas, e as áreas tratadas da cabeça são repetidamente pulverizadas com solução salina para as limpar.

Qualquer sangramento residual é melhor controlado através da compressão da região da ferida. Se isto não controlar a hemorragia, então o anestésico com adição de epinefrina pode ser injectado profundamente na ferida. Finalmente, as áreas tratadas são desinfectadas com octenisept antes de serem enfaixadas com compressas e fita elástica.

A área receptora é limpa com solução salina. A ferida permanece despida; a ligadura da área receptora é obsoleta e não é necessária (Fig. 6.39).

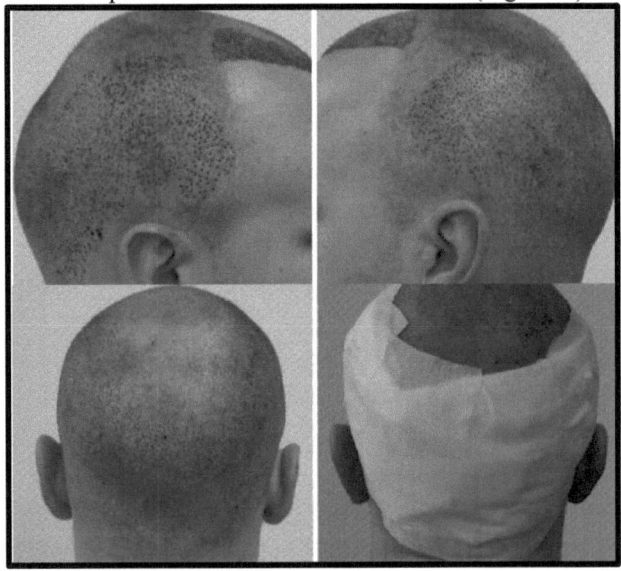

Fig. 6.39 As feridas de extracção são limpas, desinfectadas e enfaixadas após a conclusão do tratamento
(fonte: Reza P Azar. FUE Hair Transplantation - A Minimally Invasive Approach).

(iii)   Criação das Incisões do Destinatário
Ângulo e Profundidade da Incisão

A incisão cutânea deve ser cuidadosamente feita no ângulo e profundidade correctos para se obterem resultados óptimos. Nos casos em que os vellus ou pêlos terminais estão presentes na área receptora, o cirurgião pode utilizar a sua direcção de crescimento como guia para o ângulo de incisão.

A profundidade da incisão depende do comprimento dos enxertos colhidos (Fig. 6.40).

Aqui, é importante que o bolbo capilar, que inclui a papila dérmica, seja mais tarde posicionado dentro do tecido subcutâneo quando o enxerto é colocado.

O posicionamento adequado do bolbo capilar dentro do tecido subcutâneo assegurará a integração precoce dos enxertos com uma rápida revascularização dos folículos capilares e uma elevada taxa de sobrevivência.

Note-se que o comprimento médio de um folículo capilar é de cerca de 4 mm. No entanto, o comprimento do folículo capilar em enxertos colhidos é muitas vezes de 6-8 mm. Além disso, existem também diferenças intraindividuais no comprimento do folículo capilar devido às diferentes fases de crescimento dos folículos (Fig. 6.41).

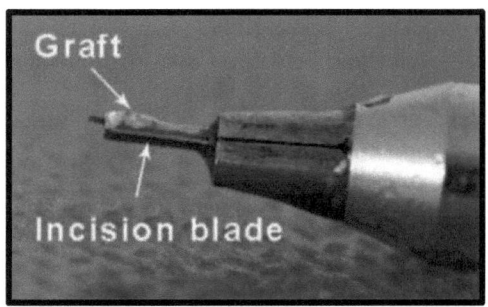

Fig. 6.40 A profundidade da incisão é determinada pelo comprimento da lâmina projectante, que é ajustada no suporte da lâmina para corresponder ao comprimento do folículo capilar

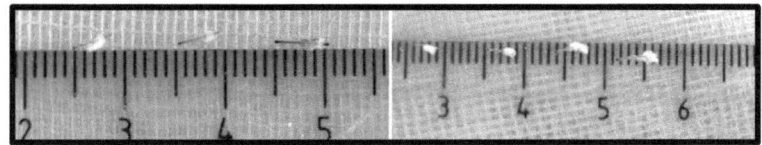

Fig. 6.41 Diferenças intra-individuais no comprimento dos folículos capilares da região occipital de dois pacientes diferentes (fonte: Reza P Azar. FUE Hair Transplantation - A Minimally Invasive Approach).

A espessura da pele do couro cabeludo, incluindo o tecido subcutâneo, é de cerca de 5,8 mm [80]. Uma vez que folículos capilares mais curtos, medindo menos de 4 mm, podem não alcançar o tecido subcutâneo se colocados num ângulo demasiado agudo, o ângulo da incisão deve ser alterado em conformidade. Desta forma, a porção proximal do bolbo capilar pode ser posicionada dentro do tecido subcutâneo, mesmo no caso de enxertos curtos. Com folículos mais longos medindo mais de 6 mm, o ângulo da incisão deve ser diminuído em conformidade.

Para alcançar uma alta taxa de sobrevivência com uma direcção homogénea de crescimento dos pêlos na linha do cabelo frontal, deve ser feito um esforço para implantar pêlos de comprimento uniforme.

Por esta razão, é melhor não fazer todas as incisões numa única etapa extensa, mas sim fazer as incisões receptoras com ângulos e profundidades adequadas após cada fase de extracção. Após cada fase de extracção, os ângulos de incisão devem ser adaptados ao comprimento específico do folículo capilar de cada paciente.

Importante: Esta parte importante do procedimento determina de forma decisiva o resultado.

Uma vez que as etapas de realização das incisões do receptor e posterior colocação dos enxertos são tão interdependentes, os resultados óptimos exigem que ambas sejam realizadas pela mesma pessoa.

Densidade da Incisão e Densidade Folicular Transplantada

A densidade da incisão refere-se ao número de incisões receptoras por cm2. Em contraste, a densidade folicular transplantada refere-se ao número de unidades foliculares transplantadas por cm2.

O objectivo do transplante capilar é geralmente alcançar a densidade natural do cabelo visual ou, respectivamente, restaurar a máxima densidade possível de cabelo nas manchas de cabelo do paciente individual sem danificar permanentemente a área doadora.

Dois factores importantes influenciam decisivamente o planeamento de um transplante capilar.

Em primeiro lugar, o âmbito da extracção não deve exceder 2000-2500 UGF por tratamento devido ao risco acrescido de desbaste iatrogénico na área doadora.

Segundo, o sistema vascular da área receptora não deve ser danificado ou destruído por demasiadas incisões numa área demasiado pequena. Caso contrário, as lesões vasculares poderiam levar a isquemia no tecido cutâneo, comprometendo o fornecimento de sangue e nutrientes aos enxertos.

Consequentemente, não se deve exceder uma densidade de incisão ou TFD de 20-25 unidades foliculares por cm2 [81]. Isto corresponde a uma distância de pelo menos 1 mm entre as incisões receptoras.

Como regra geral, mesmo um único tratamento será capaz de atingir uma boa densidade visual na maioria dos pacientes com queda de cabelo NW I-III. No entanto, um único tratamento não será suficiente se o objectivo do transplante nestes pacientes for o de restaurar "a densidade natural do cabelo". Na medida em que exista cabelo doador suficiente, deve-se transplantar um máximo de 20-25 FUs por cm2 por operação para aumentar gradualmente a densidade capilar até uma densidade folicular máxima transplantada de 60 FUs por cm2. Isto corresponde a uma densidade de cabelo natural. Cada transplante adicional para além disto também envolve destruição maciça de tecido e vascular e está indirectamente associado à perda de enxertos e a uma taxa de sobrevivência muito diminuída.

Em pacientes com queda de cabelo NW IV ou superior, "boa densidade visual" em toda a área calva não pode normalmente ser restaurada num único tratamento. Nesses casos, a terapia deve ser dividida em pelo menos duas operações. A solução lógica é tratar a região frontal e a região dos vértices em duas operações separadas.

Note-se, contudo, que é praticamente impossível restaurar a "densidade natural do cabelo" nestes pacientes. Dada a queda progressiva do cabelo normalmente presente nestes pacientes, não haverá cabelo doador suficiente para restaurar a densidade natural do cabelo, mesmo com tratamentos múltiplos. Estes pacientes devem aceitar um compromisso em relação à densidade do cabelo (Fig. 6.42 a, b).

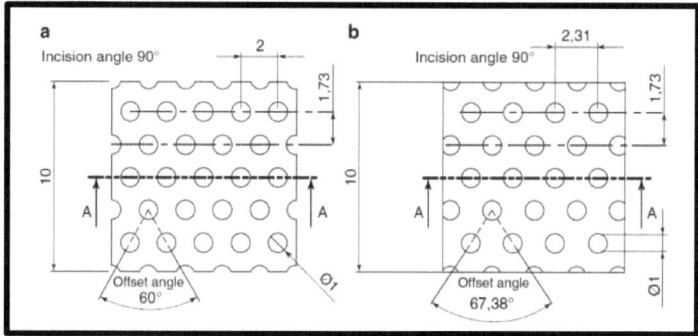

Fig. 6.42 Ao fazer as incisões receptoras, criamos aberturas na pele (mostradas nas figuras como incisões redondas ou elípticas) para receber enxertos cilíndricos. Na incisão mostrada, a abertura na pele é redonda com um ângulo de incisão de 90° (a). A redução do ângulo de incisão dá à abertura da pele uma forma elíptica (b). Em ambos os exemplos, a incisão criou uma abertura na pele de 1 mm de diâmetro. A distância entre as incisões receptoras é de 1 mm. Apenas o ângulo de incidência foi alterado.

(a) Com um diâmetro de incisão de 1 mm e um ângulo de incidência do instrumento de incisão de 90° na pele, há espaço para 23 incisões receptoras por cm². (b) A alteração do ângulo de incidência de 90° para 60° cria incisões receptoras elípticas com um eixo longitudinal de 1,15 mm. Consequentemente, há espaço para 18 incisões receptoras completas por cm².
(fonte: Reza P Azar. FUE Hair Transplantation - A Minimally Invasive Approach).

O número máximo de incisões por cm2 é determinado pelo tamanho e ângulo de incidência do instrumento de incisão e pela distância e disposição das incisões receptoras em relação umas às outras. A alteração apenas do ângulo de incidência enquanto se utiliza o mesmo instrumento de incisão altera a forma da incisão receptora.

Enquanto que um ângulo de incidência de 90° cria uma incisão receptora redonda, a redução do ângulo de incidência cria uma incisão receptora elíptica (Fig. 6.43 a-d).

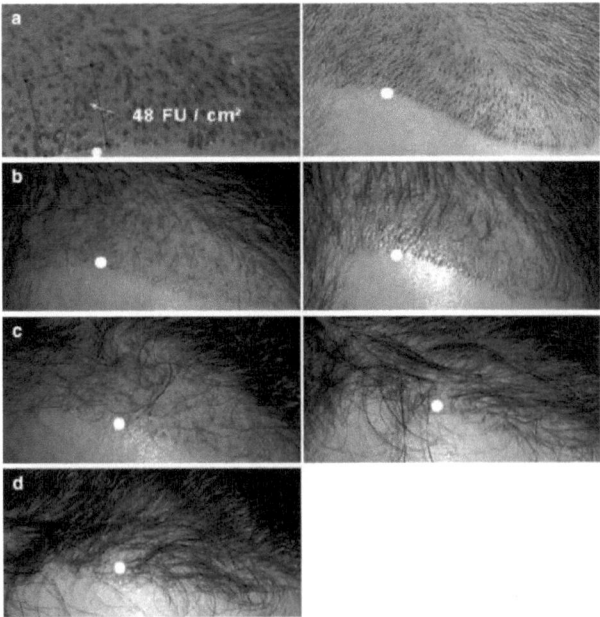

Fig. 6.43 (a) Transplante capilar excessivamente denso nos cantos frontotemporais de um paciente de 25 anos (NW III) com 48 FUs por cm². Esquerda: Vista pós-operatória imediata do transplante capilar no canto frontotemporal direito com 48 FUs por cm². Direita: Vista de 1 mês de pós-

operatório. (b) Esquerda: Ver 2 meses de pós-operatório com eritema persistente e perda de cabelo transplantado. Direita: Ver 1 mês de pós-operatório: Ver 3 meses de pós-operatório com eritema persistente e fissuras da pele facilmente aparentes. (c) Esquerda: Ver 4 meses de pós-operatório com crescimento de pêlo isolado. Direita: Ver 4 meses: Ver 6 meses de pós-operatório com aumento do crescimento do pêlo. (d) Resultado final do transplante capilar 12 meses de pós-operatório com crescimento irregular como resultado de fazer incisões demasiado próximas e um TFD excessivamente elevado
(fonte: Reza P Azar. FUE Hair Transplantation - A Minimally Invasive Approach).

Exemplo com uma densidade de incisão de mais de 30 incisões receptoras por cm2:
Com um diâmetro óptimo de enxerto de 0,95-1 mm, pode ser feito um máximo de 20-25 incisões por cm2 (com distância suficiente entre enxertos).
Atingir uma maior densidade de enxertos exigiria fazer as incisões mais próximas (com uma distância inferior a 1 mm) ou torná-las menores em tamanho para que mais enxertos pudessem ser colocados. Consequentemente, seriam necessárias tanto incisões mais pequenas como enxertos mais pequenos. Isto exigiria agulhas de extracção muito finas com menos de 9,95 mm ou dissecação fina. No entanto, isto prejudicaria os enxertos e reduziria a taxa de sobrevivência. Além disso, haveria um atraso significativo no crescimento de cabelo com apenas diâmetros de haste capilar estreitos.
A aproximação das incisões destruiria a pele e os capilares dentro dela. Isto levaria a um fornecimento insuficiente de oxigénio e nutrientes à pele que, por sua vez, se reflectiria numa menor taxa de sobrevivência dos enxertos. O resultado do transplante seria desigual, com uma taxa de sobrevivência dos enxertos inferior a 50%. Isto representa uma perda de enxerto de mais de 50%. Assim, o mesmo resultado poderia ter sido alcançado com um número significativamente menor de incisões e, portanto, menos enxertos, mantendo-se também uma distância duas vezes maior entre as incisões receptoras.
Os números mostram o curso pós-operatório de uma área receptora implantada demasiado densa com um TFD de 48 FUs por cm2 num paciente.

4.9.3.3 Técnicas de Incisão Utilizando Diferentes Instrumentos de Incisão
Para além da escolha e quantidade de anestésico e da dose de epinefrina adicionada, um processo de incisão atraumático incluindo a selecção correcta do tipo e tamanho adequados do instrumento de incisão é um factor crucial para

tratar a área doadora o mais suavemente possível, minimizando a lesão iatrogénica, e assim maximizar a taxa de sobrevivência do enxerto. Os instrumentos de incisão mais utilizados são bisturis, agulhas de injecção e lâminas de incisão fina especialmente concebidas para o efeito. Estes instrumentos podem ser divididos em três grupos:

- Os *instrumentos de incisão gravemente traumatizantes* incluem bisturis convencionais, que fazem cortes rectos na pele. Podem ser associados ao aumento de cicatrizes e furos irreversíveis da pele. Em alguns casos, os danos e inflamação dos tecidos podem mesmo levar à alopecia cicatricial do couro cabeludo [28] (Figs. 6.44, 6.45, e 6.46)

Infelizmente, o bisturi ainda é utilizado com relativa frequência para criar incisões receptoras devido à sua pronta disponibilidade.

A broca (broca dentária), que era usada no passado para incisões puntiformes clássicas, pode ser categorizada neste grupo devido ao elevado grau de trauma de tecido que provoca. Hoje em dia é considerada obsoleta e raramente é utilizada.

Devido às suas dimensões excessivas, bisturis e brocas estão associados a traumatismos nos tecidos e inflamação secundária, cicatrizes, e perda de choque ou eflúvios na área receptora.

- Os *instrumentos de incisão moderadamente traumatizantes* incluem agulhas de injecção, que criam cortes em forma de foice na pele. Especialmente com uma alta densidade de incisões, isto resulta num eritema de pele aumentado e retardado, que pode persistir durante várias semanas.

- Os *instrumentos de incisão para a divisão de tecidos* incluem lâminas de incisão especialmente concebidas, que criam pequenas incisões em forma de fenda. As lâminas especialmente concebidas com uma espessura padronizada de 0,1 mm e uma largura variável de 0,6-1,5 mm devem ser preferidas às agulhas canuladas, devido às suas qualidades de separação de tecidos (Figs. 6.47 e 6.48).

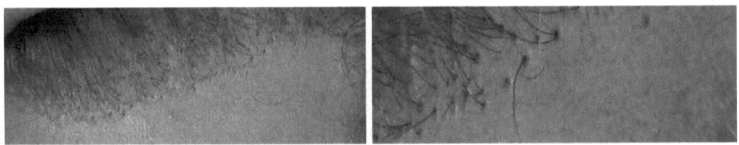

Fig. 6.44 A utilização de bisturis convencionais para fazer as incisões receptoras causa cicatrizes e fissuras visíveis na área receptora

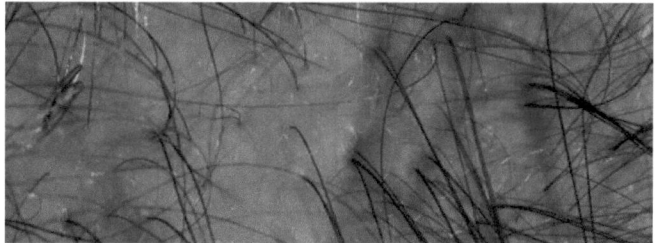

Fig. 6.45 Alopecia cicatrizante da área receptora após um transplante capilar. A utilização de instrumentos traumatizantes, tais como bisturis e brocas dentárias, pode levar a uma alopecia cicatrizante em casos extremos (fonte: Reza P Azar. FUE Hair Transplantation - A Minimally Invasive Approach).

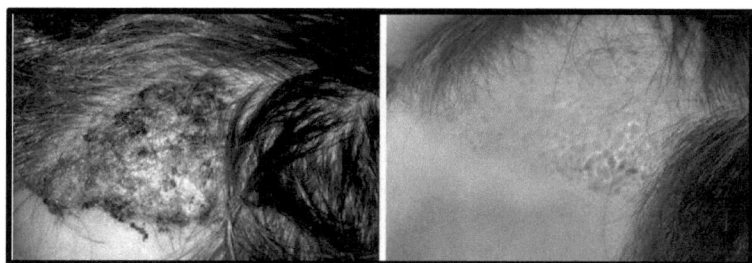

Fig. 6.46 Dermatite flegmónica num paciente masculino de 26 anos de idade após um transplante capilar com 1500 enxertos usando o método das tiras. Esquerda: Dermatite flegmónica grave do canto frontotemporal esquerdo. Os enxertos no canto frontotemporal foram colocados por praticantes não médicos, utilizando uma técnica imprópria. Direita: Ver 10 meses de pós-operatório mostrando o estado após terapia antibiótica e revisão da ferida com cicatrizes maciças e falta de crescimento dos enxertos como resultado de um transplante capilar mal sucedido. Isto tornou os transplantes capilares adicionais muito difíceis ou mesmo impossíveis

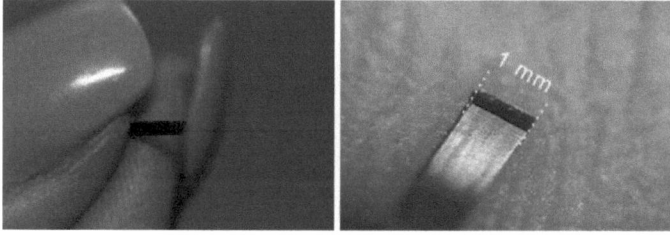

Fig. 6.47 Lâmina de incisão especialmente concebida com uma largura de 1 mm e uma espessura de 0,1 mm

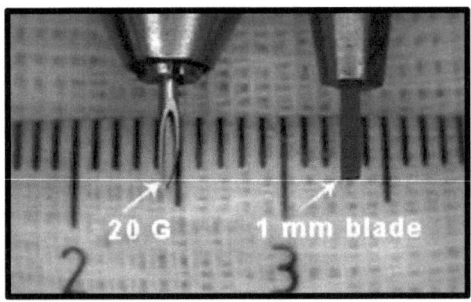

Fig. 6.48 Comparação de 20 G de agulha canulada com um diâmetro
exterior de 0,9 e uma lâmina de 1 mm
(fonte: Reza P Azar. FUE Hair Transplantation - A Minimally Invasive
Approach).

A incisão da fenda

A técnica de fenda envolve a utilização de lâminas especialmente concebidas
com uma espessura padronizada de 0,1 mm e uma largura variável de 0,6-1,5
mm.

A largura da lâmina do instrumento de incisão deve ser 0,05 mm maior do que o
diâmetro do enxerto. Assim, em relação ao tamanho da agulha de extracção
ideal com um diâmetro interior de 0,95 mm, a largura da lâmina deve medir 1
mm. Esta regra aplica-se apenas às unidades foliculares de 1 e 2 fios. Para uma
fácil inserção de FUs de 3 e 4 fios, a largura da lâmina deve ser 0,1 mm maior.

A incisão da fenda pode ser feita tanto na direcção sagital como na vertical. É
mais difícil colocar unidades foliculares de vários cabelos em fendas verticais do
que em fendas sagitais, e isto pode resultar no dano dos enxertos. Por
conseguinte, recomendo a colocação apenas dos enxertos da linha do cabelo nas
fendas verticais. As fendas sagitais podem ser usadas para colocar os enxertos
no resto da área receptora. Contudo, alguns cirurgiões da restauração capilar
recomendam a utilização exclusiva de incisões em fendas verticais. No entanto,
as lâminas convencionais com uma espessura de 0,1 mm não são adequadas para
tal.

Depois de a linha do cabelo ter sido desenhada, o paciente barbeado, anestesia
administrada, e a primeira fase de extracção ter sido concluída, o paciente é
colocado numa posição supina elevada a um ângulo de cerca de 30° com a
horizontal. Aqui, é melhor estabilizar a cabeça e o pescoço do paciente com uma
almofada especial para o pescoço. O cirurgião é posicionado imediatamente
atrás da cabeça do paciente.

Durante o procedimento de incisão, os olhos do paciente devem ser cobertos com uma compressa para os proteger das luzes brilhantes da sala de operações e para os proteger de anestésicos que possam fluir para o rosto (Fig. 6.49 a-c).

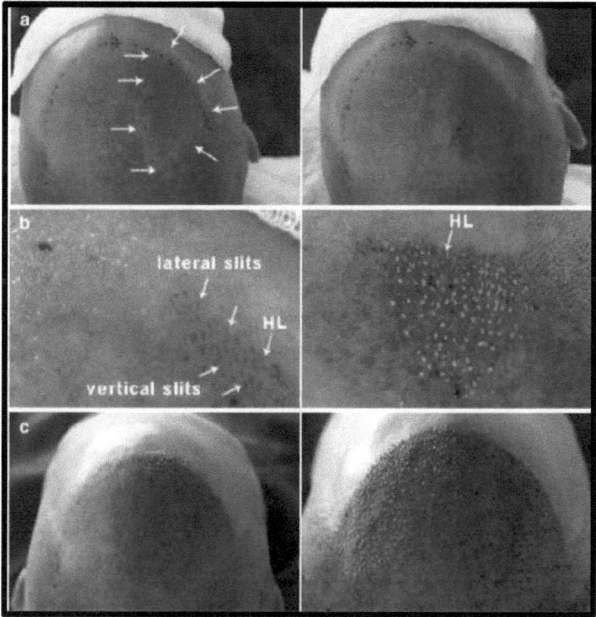

Fig. 6.49 (a) Esquerda: Anestesia de infiltração em forma de anel no tecido subcutâneo da região frontal direita com quantidades decrescentes de solução injectada para o centro. Direita: Incisões na linha do cabelo e no canto frontotemporal direito. b) Esquerda: Incisões de fenda lateral na linha do cabelo e incisões de fenda vertical na margem anterior adjacente do cabelo. Direita: Incisões laterais na linha do cabelo: Colocação dos enxertos nas incisões receptoras. (c) Esquerda: Colocação de 1100 enxertos na metade direita da região frontal, no primeiro dia de tratamento. Direita: Colocação de 1100 enxertos na metade direita da região frontal, no primeiro dia de tratamento: Colocação de 1050 enxertos na metade esquerda da região frontal no segundo dia de tratamento. (fonte: Reza P Azar. FUE Hair Transplantation - A Minimally Invasive Approach).

(iv) Colocação de   enxertos
Considerações especiais para a concepção e colocação de enxertos na linha do cabelo frontal

Nenhuma outra região influencia o resultado estético global de forma tão decisiva como a linha do cabelo.

Como foi mencionado, a linha do cabelo frontal tem cerca de 5 mm de largura e deve ser reconstruída exclusivamente com unidades foliculares de 1 cabelo. Atrás da linha do cabelo frontal de UGF de 1 cabelo, existe uma disposição geométrica irregular de UGF de 2 cabelos e depois de UGF de 3 e 4 cabelos imediatamente posteriores a ela.

Ao reconstruir a linha do cabelo frontal em pacientes com queda progressiva, deve-se sempre evitar uma densidade de cabelo transplantado excessivamente elevada. Isto porque a miniaturização progressiva e o desbaste do cabelo existente levaria a um padrão de cabelo muito pouco natural e inestético à medida que o tempo passa.

A linha do cabelo frontal tem uma largura máxima de 5 mm e deve ser reconstruída exclusivamente com unidades foliculares de 1 cabelo. Atrás deve haver um arranjo geométrico irregular de UGF de 2 cabelos com UGF de 3 e 4 cabelos imediatamente a seguir a isso. Este arranjo produzirá um resultado com um aspecto natural.

A linha natural do cabelo é caracterizada pelas seguintes características:
- Largura máxima de 5 mm
- Consiste exclusivamente em unidades foliculares de 1 cabelo
- Lateralmente delimitado pelas linhas do cânthus
- Curso levemente assimétrico
- Arranjo tipo onda e/ou dente de serra

O procedimento de inserção

Ao colocar os enxertos nas incisões cortadas, ter sempre o cuidado de inserir os enxertos sem aplicar força excessiva. A fim de tornar a colocação dos enxertos finos o mais fácil possível, aconselham-se os pacientes a começar a aplicar pomada de pantenol gordo na área receptora 5 dias antes da operação para fazer a pele suplantar. Este pré-tratamento torna a pele macia e maleável, facilitando grandemente a colocação dos enxertos.

Os enxertos armazenados em solução salina fria em placas de petri são agarrados directamente na porção distal do bolbo capilar e imediatamente inseridos nas incisões receptoras.

Atrás da linha frontal das UGF de 1 cabelo, existe uma disposição geométrica irregular das UGF de 2 cabelos e depois das UGF de 3 e 4 cabelos imediatamente a seguir. Ao colocar o enxerto na incisão receptora, tenha sempre o cuidado de evitar comprimir ou esmagá-lo (Figs. 6.50 a, b e 6.51).

A unidade folicular é agarrada imediatamente acima do bolbo capilar e colocada na incisão receptora sem aplicar força excessiva.

Quando os enxertos foram inseridos, apenas a porção epidérmica do folículo piloso permanece acima da incisão receptora. Dentro de meia hora, as pequenas porções epidérmicas, que inicialmente aparecem como pérolas brancas, transformam-se em crostas castanhas que só caem completamente após o dia pós-operatório 10-13.

Após a colocação dos enxertos, toda a área receptora é pulverizada com solução salina de um frasco pulverizador e limpa-se. Uma ligadura não é necessária nem aconselhável, uma vez que as incisões cortadas se contraem, garantindo assim uma fixação suficiente dos enxertos na pele do couro cabeludo.

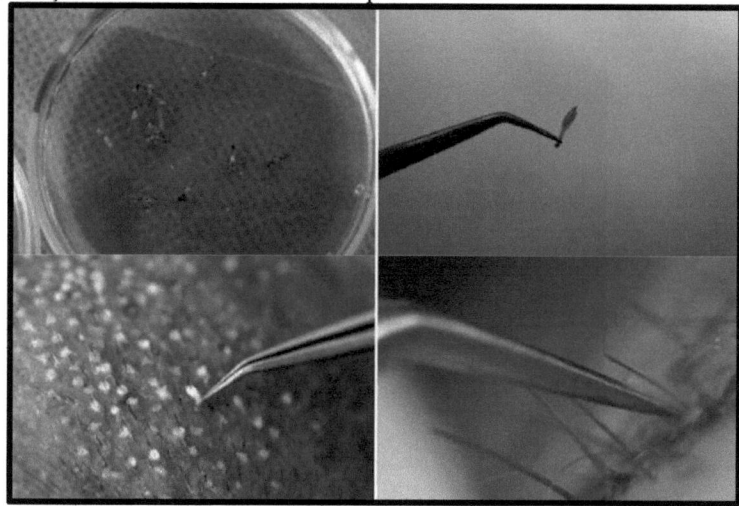

Fig. 6.50 Esquerda: Os enxertos são armazenados numa solução fisiológica salina. Direita: O enxerto é agarrado directamente na porção distal do bolbo capilar para inserção. O enxerto é colocado na incisão receptora (fonte: Reza P Azar. FUE Hair Transplantation - A Minimally Invasive Approach).

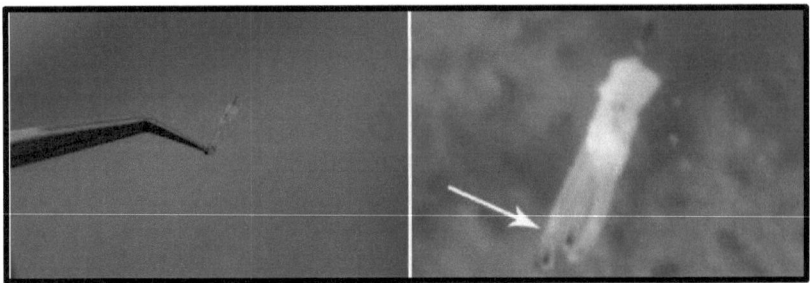

Fig. 6.51 Esquerda: Evitar colocar as mandíbulas do fórceps ao nível da papila dérmica ao agarrar o enxerto. Direita: Agarrar suavemente o enxerto por cima do bolbo capilar, caso contrário o enxerto pode ser esmagado ou ferido
(fonte: Reza P Azar. FUE Hair Transplantation - A Minimally Invasive Approach).

Colocação de enxertos na região dos vértices
Na região do vértice, o foco é a reconstrução de um lamber de capuz natural ou de um alho de vaca.

Como foi mencionado anteriormente, diferenciamos entre duas variantes diferentes do padrão de queda de cabelo androgenética na região dos vértices. Enquanto na variante I a região do vértice inferior abaixo do nível da coxa está bem preservada, na variante II há perda parcial ou completa de cabelo na região do vértice incluindo a coxa, dependendo da gravidade (Fig. 6.52).

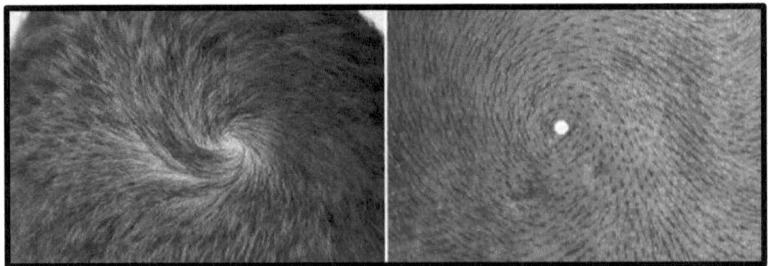

Fig. 6.52 Cowlick. Esquerda: Intacto no sentido dos ponteiros do relógio. Direita: Intacto de desbaste e miniaturização do cotovelo num doente do sexo masculino
(fonte: Reza P Azar. FUE Hair Transplantation - A Minimally Invasive Approach).

(v)   *Resultados do tratamento*

Resultados do Tratamento na Região dos Vértices

Os resultados do tratamento na região do vértice são mostrados nas seguintes ilustrações. (Fig. 6.53, 6.54, e 6.55).

Resultados do Tratamento em Pacientes com Queda de Cabelo NW I-III
Em pacientes com queda de cabelo NW I-III, um único tratamento será normalmente capaz de atingir uma densidade visual muito boa (Fig. 6.56 a, b e 6.57 a-c).

Transplante Capilar em Pacientes com Queda de Cabelo NW IV
O objectivo de "boa densidade visual" em pacientes com perda de cabelo NW IV ou superior deve ser realizado como duas operações separadas de repartição de tecidos com pelo menos 6 meses de intervalo.
Deve-se permitir uma fase de regeneração de 4-6 meses para assegurar que a área doadora cicatriza completamente. O primeiro transplante pode ser realizado na região frontal ou na região do vértice, dependendo da vontade do paciente (Figs. 6.58 a-d e 6.59).

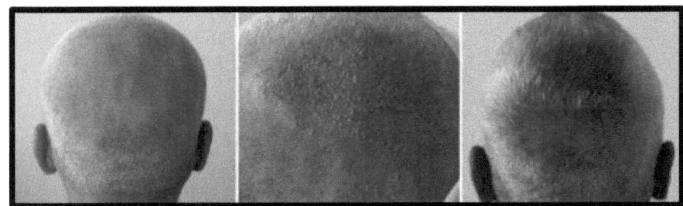

Fig. 6.53 Tratamento da região dos vértices com 800 UF. Esquerda: Vista pré-operatória. Meio: Vista imediatamente pós operatória. Direita: Resultado 12 meses de pós-operatório

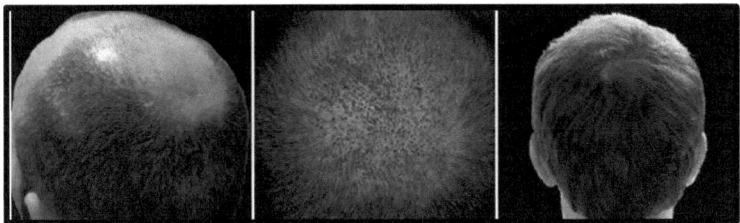

Fig. 6.54 Tratamento da região dos vértices com 2000 UF

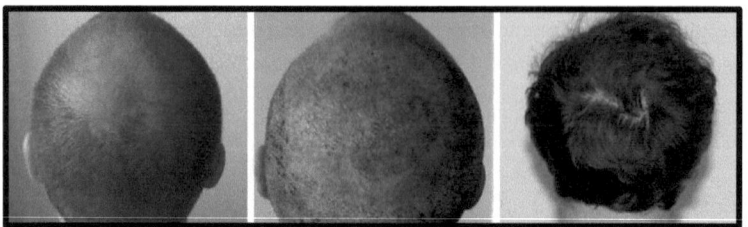

Fig. 6.55 Tratamento da região dos vértices com 2200 UF. Esquerda: Vista pré-operatória. Meio: Vista imediatamente pós operatória. Direita: Resultado 12 meses de pós-operatório

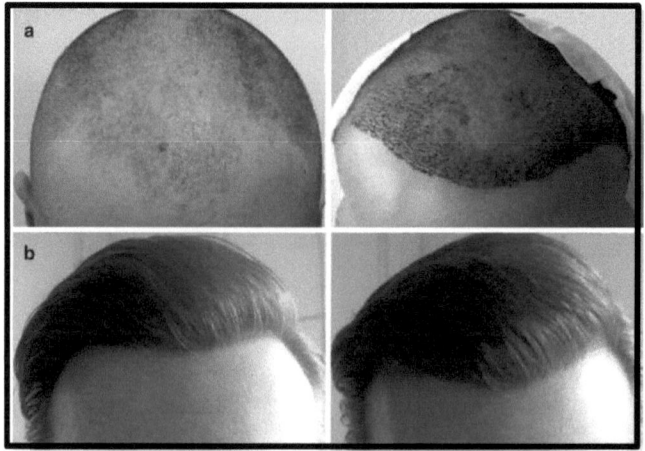

Fig. 6.56 (a) Um doente AGA de 27 anos com perda de cabelo NW III. O transplante capilar foi realizado com um TFD de 20-25 FUs por cm². Esquerda: Vista pré-operatória. Direita: Vista pós-operatória imediata do transplante capilar com 1800 UGF (320 UGF de 3 cabelos, 840 UGF de 2 cabelos, 640 UGF de 1 cabelo). (b) Vista do mesmo paciente 12 meses de pós-operatório
(fonte: Reza P Azar. FUE Hair Transplantation - A Minimally Invasive Approach).

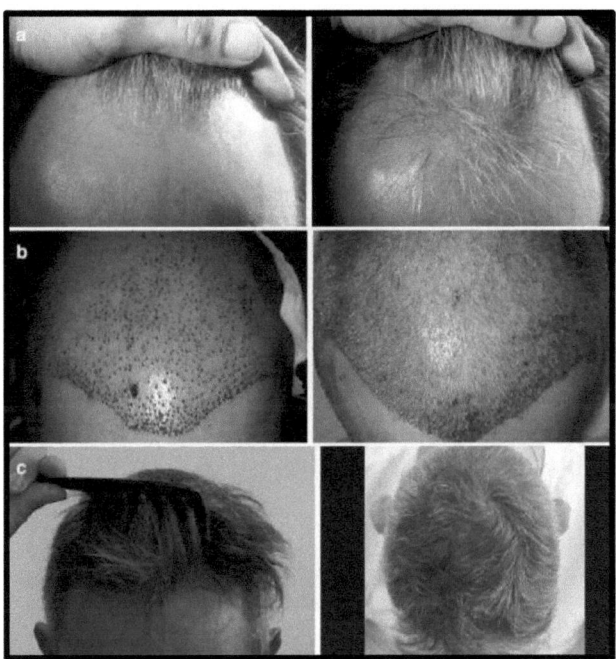

Fig. 6.57 (a) Um doente de 45 anos com AGA com queda de cabelo NW III.
Vista pré-operatória. (b) O tratamento foi realizado em duas operações
separadas com 1 ano de intervalo. esquerda: Vista pós-operatória imediata
após o primeiro transplante capilar com 1000 FUs. Direita: Vista pós-
operatória imediata após o segundo transplante capilar com um adicional
de 1500 FUs. c) Vista pós-operatória 12 meses após o segundo transplante
capilar
(fonte: Reza P Azar. FUE Hair Transplantation - A Minimally Invasive
Approach).

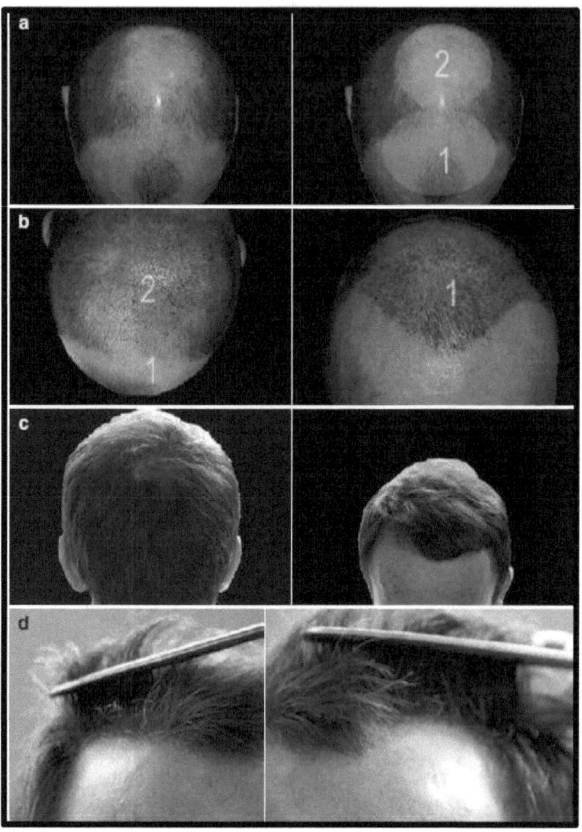

Fig. 6.58 (a) Um doente de 52 anos com AGA com queda de cabelo NW IV. A área calva a ser tratada está dividida em duas regiões: a região frontal (1) e a região do vértice (2). (b) O transplante capilar foi realizado com um TFD de 20-25 FUs por cm². esquerda: O primeiro transplante capilar foi realizado na região do vértice (2) com 2000 FUs (948 FUs de 3 cabelos, 752 FUs de 2 cabelos, 300 FUs de 1 cabelo). Direita: O segundo transplante capilar foi realizado 9 meses depois na região frontal (1) com 1500 UGF (634 UGF de 3 cabelos, 466 UGF de 2 cabelos, 400 UGF de 1 cabelo). Vista da região frontal 3 dias após o transplante. (b) O transplante capilar foi realizado com um TFD de 20-25 FUs por cm². esquerda: O primeiro transplante capilar foi realizado na região dos vértices (2) com 2000 FUs (948 FUs de 3 cabelos, 752 FUs de 2 cabelos, 300 FUs de 1 cabelo). Direita: O segundo transplante capilar foi realizado 9 meses depois na região frontal (1) com 1500 UGF (634 UGF de 3 cabelos, 466 UGF de 2 cabelos, 400 UGF de 1 cabelo). Vista da região frontal 3 dias após o transplante. (c) Resultado

12 meses de postoperacia. Esquerda: Vista da região do vértice. Direita: Vista da região frontal. (d) Resultado 12 meses de pós-operatório. Esquerda: Vista do canto frontotemporal direito. Direita: Vista do canto frontotemporal esquerdo (fonte: Reza P Azar. FUE Hair Transplantation - A Minimally Invasive Approach).

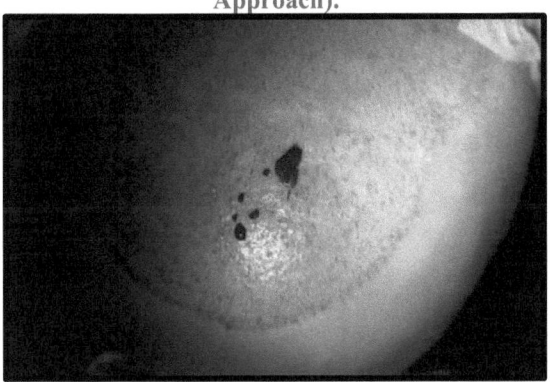

Fig. 6.59 Perda de sete enxertos no topo da cabeça imediatamente após a operação devido à colocação descuidada de uma T-shirt (fonte: Reza P Azar. FUE Hair Transplantation - A Minimally Invasive Approach).

(vi) Terapia   Adjuvante ao Transplante Capilar

Tratamento pré-operatório

A fim de assegurar um tratamento óptimo com os melhores resultados possíveis, podemos educar os pacientes numa fase precoce sobre as suas opções e dever de assistência, comportando-nos adequadamente no que diz respeito ao tratamento pré-operatório preparatório e aos cuidados pós-operatórios adequados.

Assim, os pacientes recebem um folheto informativo que descreve minuciosamente o procedimento pré-operatório e pós-operatório, para que os pacientes se possam preparar em conformidade.

Antes do tratamento, recomenda-se que os pacientes adquiram as seguintes preparações:

- Um tubo de pomada de panthenol gordo
- Um ou dois tubos de gel de cicatriz Bepanthen
- Um grande frasco de spray de água térmica (por Avène) para a fase pós-operatória
- Um champô suave para bebé

Assistência a posteriori

Um transplante capilar minimamente invasivo não requer geralmente nenhum exame pós-operatório ou cuidados pós operatórios por parte do médico. Na medida em que não haja queixas ou complicações específicas, o paciente pode realizar ele próprio os cuidados pós operatórios. A cooperação cuidadosa por parte do paciente é crucial, uma vez que pode influenciar grandemente o sucesso do tratamento.

Normalmente não é de esperar qualquer dor. Um tratamento anti-inflamatório é iniciado no dia da cirurgia. Aqui, recomenda-se começar com 600 mg de ibuprofeno três vezes por dia na manhã do dia do tratamento e continuar com esta dose até ao terceiro dia de pós-operatório.

Alguns doentes desenvolvem sensações nocturnas na pele, como comichão, formigueiro e dor na área doadora no dia pós-operatório 4. Isto pode ser tratado com 600 mg de ibuprofeno, quando indicado. Por esta razão, deve-se fornecer ao doente comprimidos adicionais ou passar uma receita de 600 mg de ibuprofeno.

Antes de o paciente sair do bloco operatório, deve ser novamente avisado de que os enxertos são inicialmente muito sensíveis e podem ser facilmente avulsionados da sua nova posição, realizando acções como vestir ou despir-se descuidadamente.

No dia pós-operatório 1 (16-20 h após a cirurgia), o paciente deve humedecer cuidadosamente o penso ou ligaduras até serem facilmente removidos. Depois, a área doadora é lavada com um champô suave para bebé e cuidadosamente almofadada seca antes de o gel de cicatriz Bepanthen ser suavemente massajado no local (Fig. 6.60 a-f).

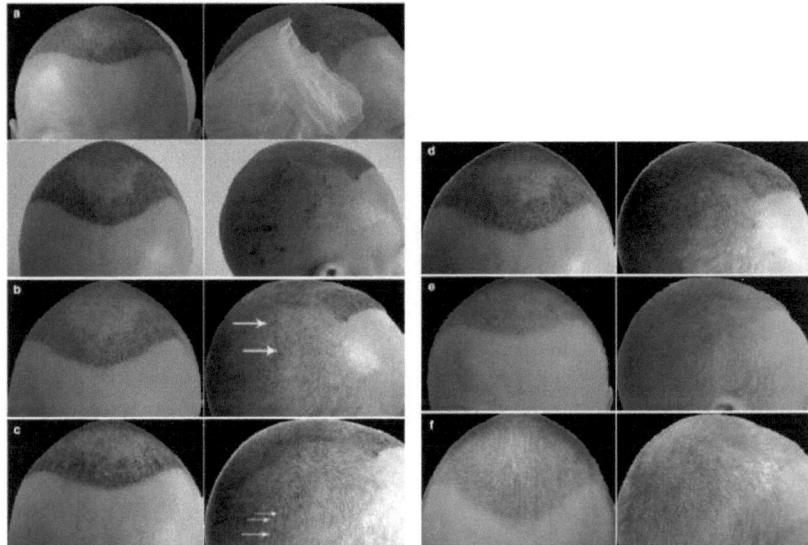

Fig. 6.60 (a) No dia pós-operatório 1, a ligadura é retirada da área doadora, e o local é lavado e tratado com unguentos. A área receptora é lavada com água termal. (b) Dia pós-operatório 3. Esquerda: Vista frontal. Direita: Vista lateral direita com feridas visíveis do dador. (c) Dia de pós-operatório 6. Esquerda: Vista frontal. Direita: Vista lateral direita: Vista lateral direita. Ainda são visíveis algumas feridas de dadores (ver setas). (d) Área receptora após o primeiro champô, após o procedimento no dia pós-operatório 7. (e) Área receptora após o segundo champô no dia 8 do pós-operatório (esquerda). Quase todas as crostas caíram, e a área receptora sarou completamente (direita). (f) Ver 13 dias de pós-operatório com perda parcial de cabelo transplantado
(fonte: Reza P Azar. FUE Hair Transplantation - A Minimally Invasive Approach).

O paciente deve continuar a aplicar gel de cicatriz Bepanthen de manhã e à noite durante pelo menos 1 semana. Além disso, a pomada de pantenol deve ser aplicada a esta mesma área ao meio-dia ou à tarde todos os dias.

Não devem ser utilizadas pomadas na área receptora. Isto inclui o tratamento de feridas e pomadas de cicatrização.

Esta área deve ser cuidadosamente lavada com água termal 8-10 vezes por dia, começando após o tratamento e continuando durante cerca de 6 dias adicionais. No 7º dia pós-operatório, a área transplantada pode ser lavada com champô para bebé enquanto se aplica uma pressão suave em movimento circular e depois enxaguada.

Aqui, algumas crostas e possivelmente até alguns pêlos transplantados podem separar-se da pele e cair. Contudo, isto é normal e não é motivo de alarme, uma vez que as raízes do pêlo permanecem dentro da pele (Fig. 6.61).

Normalmente, as crostas caem completamente entre os 10 e 13 dias de pós-operatório. As actividades desportivas podem ser retomadas com cerca de 30-40% da intensidade normal a partir do 7º dia pós-operatório e depois gradualmente aumentadas. O paciente deve abster-se de visitar uma sauna ou um solário durante pelo menos 3-4 semanas.

É particularmente importante que o paciente não se deite na área transplantada quando dorme ou que entre em contacto com ela durante a primeira semana de pós-operatório.

Para assegurar esta protecção enquanto dorme, recomenda-se que os pacientes usem uma almofada especial para o pescoço ou uma almofada pequena e firme para o pescoço. No entanto, os pacientes podem deitar-se na área doadora.

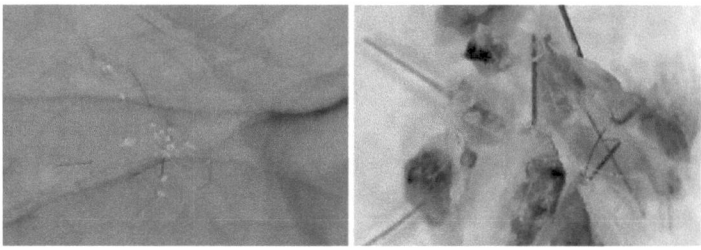

Fig. 4.74 Quando a área receptora é lavada pela primeira vez no 7º dia de pós-operatório, as crostas serão cada vez mais eliminadas, incluindo os pêlos nelas contidos. Apesar de serem aconselhados com antecedência pelo médico sobre a inevitável perda pós-operatória de cabelos transplantados, os pacientes geralmente acham isto angustiante. esquerda: Perda de alguns cabelos transplantados após o primeiro champô da área receptora. Direita: Vista ampliada das crostas sob um microscópio digital (fonte: Reza P Azar. FUE Hair Transplantation - A Minimally Invasive Approach).

Tomar medicamentos durante a transplantação capilar

Os pacientes que estavam a tomar finasterida antes do transplante capilar podem continuar a fazê-lo sem interrupção durante e após o tratamento.

A terapia com minoxidil deve ser interrompida temporariamente no dia do tratamento e só retomada depois de as feridas terem sarado e o eritema ter terminado resolvido. Aqui, recomenda-se que se prefira a forma de espuma à forma líquida.

Tomar Medicamentos contra a Queda de Cabelo
Especialmente com pacientes mais jovens que podem esperar mais queda de cabelo, deve sempre considerar-se a terapia médica como uma terapia adjuvante ao transplante de cabelo. Isto porque a combinação de cirurgia de restauração capilar minimamente invasiva e terapia médica oferece ao paciente as melhores hipóteses de sucesso.

CAPÍTULO 7

FORMAS ESPECIAIS DE TRANSPLANTE CAPILAR

A técnica minimamente invasiva envolve uma habilidade e fineza particulares conseguidas através da utilização de instrumentos minimamente invasivos que produzem danos mínimos nas estruturas orgânicas. As técnicas convencionais (método de tira e método de perfuração) utilizam instrumentos indutores de trauma que danificam os órgãos.

7.1 Transplante de pêlos corporais

No transplante de pêlos do corpo, os pêlos do corpo são utilizados como doador de pêlos para transplante principalmente para a cabeça. Este tipo de transplante capilar deve ser realizado utilizando exclusivamente o método FUE, uma vez que o risco de lesões iatrogénicas causadas pelos métodos convencionais supera em muito o benefício (Fig. 7.1).

Os vários tipos de pêlos do corpo fornecem ao médico e ao paciente novas fontes de pêlos doados que podem ser utilizados para transplante.

Dependendo do paciente individual, o cabelo doador pode ser colhido de pêlos do peito, pêlos das costas, pêlos axilares, pêlos abdominais, pêlos púbicos, e pêlos das pernas.

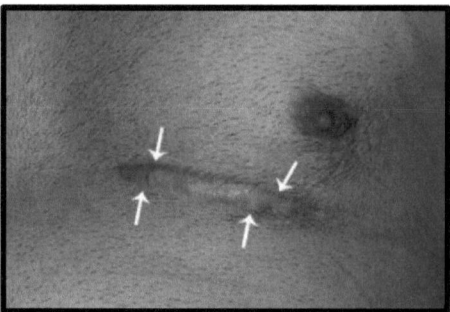

Fig. 7.1Estado pós transplante capilar com o método das tiras. Uma tira de pele foi retirada do peito, produzindo 80 folículos de pêlos do peito para transplante para a cabeça e criando uma cicatriz de 10 cm de comprimento e 1,5 cm de largura. Os danos causados pelo método das tiras ultrapassam de longe o benefício
(fonte: Reza P Azar. FUE Hair Transplantation - A Minimally Invasive Approach).

(i)   O Grupo de Pacientes

O transplante de pêlos do corpo é particularmente adequado para pacientes que demonstrem afinamento iatrogénico na área doadora da franja capilar como resultado de terem sido submetidos a um ou mais transplantes capilares anteriores.

Além disso, o transplante de pêlos corporais pode ser uma boa ideia em pacientes jovens com um mau prognóstico, na medida em que a sua queda de cabelo representa uma grande carga emocional e eles têm pêlos doados em quantidade suficiente nos seus corpos.

(ii) Cabelo   barbudo como cabelo doador

As unidades de um cabelo constituem cerca de 90% dos pêlos de barba e as unidades de dois pêlos mais 10%. Os UFC de três cabelos são extremamente raros. Como os pêlos de barba consistem principalmente em UFC de 1 cabelo, não criará a mesma densidade que um número comparável de UFC da região da franja de cabelo.

O diâmetro do fio de cabelo da barba é, em média, 0,12 mm, o que em comparação com o diâmetro do fio de cabelo do couro cabeludo, 0,07 mm, é ligeiramente maior. Isto também se aplica à papila dérmica do pêlo da barba. Devido à sua espessura, os pêlos de barba são particularmente adequados para o tratamento de tecido cicatrizado (resultante de lesão traumática ou de um transplante capilar utilizando o método das tiras).

O crescimento longitudinal do cabelo transplantado da barba é semelhante ao do cabelo do couro cabeludo, embora a sua taxa de sobrevivência em tecido cicatrizado seja superior à do folículo piloso transplantado (Fig. 7.2).

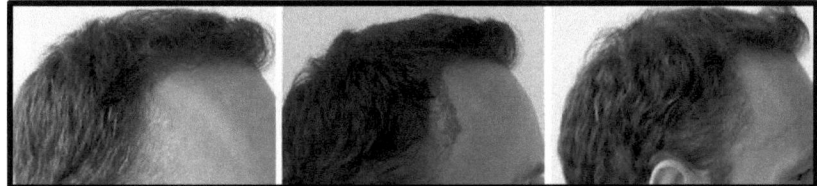

Fig. 7.2Folículos de pêlos de barba transplantados para a têmpora direita num paciente masculino de 46 anos de idade. Esquerda: Vista pré-operatória da têmpora direita. Média: Vista intra-operatória mostrando 85 incisões do receptor na têmpora direita. Direita: Vista de 7 meses de pós-operatório em estado pós transplante de 85 folículos de pêlos de barba no canto frontotemporal direito (fonte: Reza P Azar. FUE Hair Transplantation - A Minimally Invasive Approach).

(iii) Cabelo do   peito e costas como cabelo doador

Cerca de 90% dos pêlos do peito e das costas consistem em unidades foliculares de 1 cabelo, e cerca de 10% consistem em UFC de 2 cabelos, muito raramente UFC de 3 cabelos também. O diâmetro da haste capilar deste cabelo varia muito entre pacientes individuais.

Como o crescimento longitudinal não é determinado geneticamente mas é influenciado pelo tecido do couro cabeludo circundante, o crescimento longitudinal do cabelo transplantado do peito e das costas adapta-se ao do cabelo do couro cabeludo. Isto torna este cabelo particularmente adequado para o transplante para o couro cabeludo.

Os microscarros estão bem cobertos pelos restantes pêlos do peito e outros pêlos que estavam na fase telogénica na altura do transplante (cerca de 70%) e mais tarde voltam a crescer (Fig. 7.3).

Os pêlos das costas não são normalmente tão abundantes como os do peito, mas são muito semelhantes em termos da sua estrutura e comportamento de crescimento. Este cabelo também consiste principalmente em UFC de 1 pêlo e, tal como os pêlos do peito, adapta o seu crescimento longitudinal ao da área receptora após o transplante. O tecido de pele da área doadora nas costas não é tão susceptível a cicatrizes de extracção como a pele do tórax.

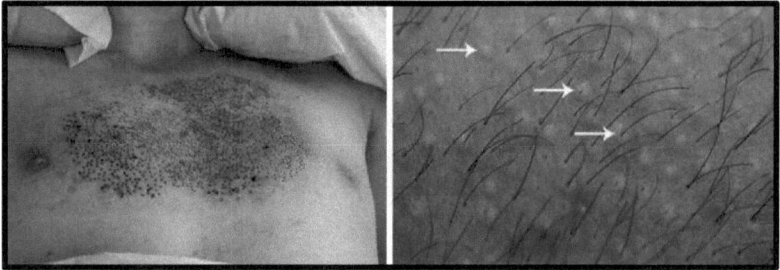

Fig. 7.3Extracção de folículos pilosos no peito de um paciente do sexo masculino de 34 anos. Esquerda: Extracção de folículos pilosos do peito com agulhas de extracção (ID, 1 mm; OD, 1,1 mm). Direita: A região do tórax cicatriza com micro cicatrizes
(fonte: Reza P Azar. FUE Hair Transplantation - A Minimally Invasive Approach).

(iv) Cabelo   Axilar como Cabelo Doador

O tecido cutâneo na região axilar é muito macio, o que torna difícil a extracção dos folículos capilares. Há também muito pouco cabelo axilar, e como resultado é raramente utilizado para transplantes de cabelo para o couro cabeludo.

(v)   *Cabelo das Extremidades como Cabelo doador*
Como os folículos dos pêlos dos braços e pernas são normalmente muito curtos e estreitos, só são adequados para transplantes capilares numa extensão limitada.

Devido ao ângulo agudo de saída destes cabelos, a sua extracção cria grandes feridas elípticas que permanecem avermelhadas e inflamadas durante muito tempo e estão associadas a cicatrizes graves (Fig. 7.4).

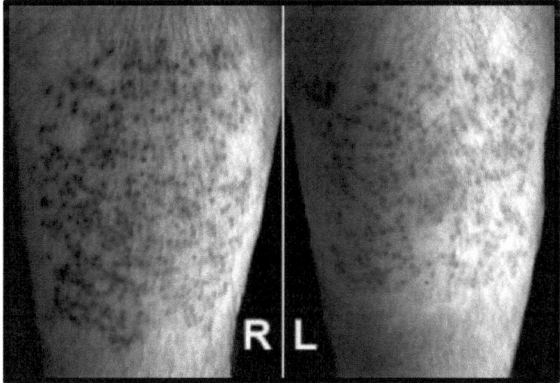

Fig. 7.4Ver 3 semanas de pós-operatório. Remoção de folículos pilosos das pernas utilizando micromotores com grandes agulhas de extracção num paciente de 27 anos
(fonte: Reza P Azar. FUE Hair Transplantation - A Minimally Invasive Approach).

vi) Cabelos   abdominais e púbicos como doador de cabelo
A pele na região abdominal e púbica é altamente móvel devido à sua abundante gordura subcutânea. A colocação da ponta da agulha canulada sobre a pele com a menor força possível deslocará o folículo piloso em relação à pele. Isto significa que os folículos são facilmente danificados durante a extracção, o que se reflecte numa maior taxa de transicção. A quota de extracção de pêlos abdominais e púbicos que pode ser alcançada com as agulhas de extracção actualmente disponíveis é geralmente bastante baixa, razão pela qual este pêlo não é normalmente considerado como doador de pêlos para transplantes capilares para o couro cabeludo.

7.2 Transplante de sobrancelhas

Cerca de 70% dos pacientes que procuram transplantes de sobrancelhas são mulheres e cerca de 30% são homens. A queda de cabelo nas sobrancelhas é atribuível a depenação excessiva, queda de cabelo nas sobrancelhas secundária a trauma, cirurgia, ou desordens como alopecia areata, ulerythema ophryogenes, ou desordens atópicas.

Com a perda completa das sobrancelhas, a reconstrução exigirá cerca de 120-250 enxertos por sobrancelha, dependendo da forma desejada. Como as mulheres têm normalmente pouco cabelo do corpo, o cabelo do couro cabeludo será particularmente adequado como cabelo doador.

Os pêlos dos doadores nos homens são colhidos principalmente da região do peito e, em segundo lugar, da barba e da região occipital fiável. A vantagem dos pêlos do peito é que as características do pêlo, incluindo o crescimento longitudinal, são muito semelhantes às dos pêlos das sobrancelhas, pelo que este pêlo não terá de ser aparado com a mesma frequência.

Como a maioria dos pêlos das sobrancelhas nativas ocorre em unidades foliculares de 1 cabelo ou, menos frequentemente, em UGF de 2 cabelos, o cirurgião tem o cuidado de extrair apenas estes UGF como folículos doadores. Isto assegura resultados visuais mais naturais (Fig. 7.5).

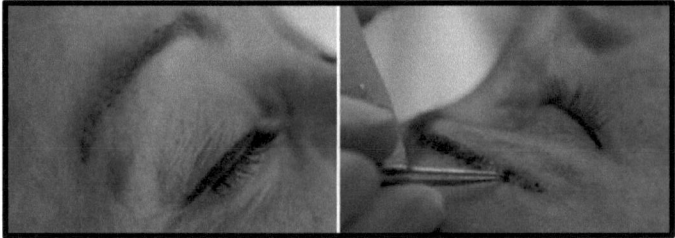

Fig. 7.5Incisões na região da sobrancelha pré-definida (esquerda). Colocação dos enxertos (direita) (fonte: Reza P Azar. FUE Hair Transplantation - A Minimally Invasive Approach).

7.3 Transplante de cílios

Os transplantes de cílios são quase exclusivamente solicitados por mulheres e realizados em mulheres. Os pacientes do sexo masculino são tratados apenas muito raramente. Na maioria dos pacientes do sexo feminino, o uso de cílios falsos e especialmente extensões de cílios é responsável pela perda dos cílios. Restam os pacientes que têm cílios normais mas não estão satisfeitos com o seu comprimento e desejam uma aparência mais longa e, finalmente, os pacientes que procuram intervenção devido a cirurgia ou doença anterior, por exemplo, trauma, remoção de um tumor de pálpebras, ou perda de cílios devido a a alopecia areata ou blefarite crónica.

Os folículos capilares do couro cabeludo consistem geralmente em unidades de vários cabelos e apresentam um crescimento longo, o que os torna particularmente adequados para transplantes de cílios. No entanto, os pacientes devem ser informados de que o comportamento de crescimento dos cabelos transplantados do couro cabeludo não se altera. Isto significa que terão de aparar constantemente os novos cílios com o comprimento desejado.

Em casos raros, os pêlos do corpo são desejados como pêlos dadores porque não têm de ser aparados com tanta frequência. A decisão final sobre a selecção do doador deve ser feita com base nas características do cabelo do paciente específico.

Cerca de 80% dos transplantes de pestanas são realizados nas pálpebras superiores e 20% nas inferiores (Fig. 7.6).

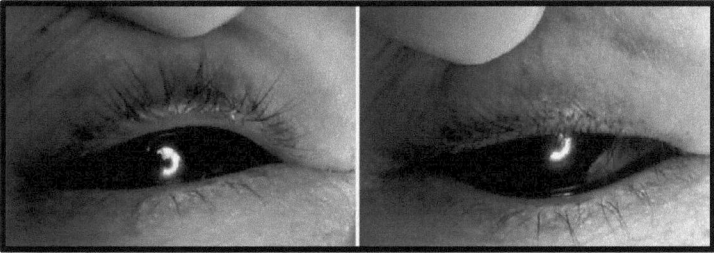

Fig. 7.6Esquerda: Depois de colocar o escudo ocular no olho, a pálpebra superior é imobilizada com o dedo e puxada superiormente para que os cílios fiquem erectos, paralelos ao dedo do cirurgião. A incisão é feita paralelamente aos cílios. Certo: Incisões dos receptores para os enxertos de cílios
(fonte: Reza P Azar. FUE Hair Transplantation - A Minimally Invasive Approach).

7.4 Transplante de barba

Em comparação com os transplantes de cabelo do couro cabeludo, cílios e sobrancelhas onde estão representados pacientes de todos os grupos etários, o grupo de pacientes que procuram um transplante de barba é muito mais pequeno e mais homogéneo. Cerca de 80% destes pacientes são homens jovens com idades compreendidas entre os 18 e 30 anos.

A razão para um transplante de barba nestes pacientes é quase exclusivamente o crescimento incompleto da barba ou a sua total ausência, que estes pacientes gostariam de contrariar por considerações puramente cosméticas.

Os restantes 20% dos pacientes que procuram um transplante de barba querem ocultar os resultados de um trauma ou de uma condição patológica como a alopecia areata ou uma cicatriz de cirurgia de reparação de lábio leporino [82]. Na medida em que o paciente não sofre de alopeca androgenética, recomenda-se a extracção dos folículos capilares do couro cabeludo, uma vez que estes estão presentes em quantidade suficiente. Nos pacientes que sofrem de AGA e que necessitam do seu cabelo na área doadora fiável para transplantes de cabelo do couro cabeludo, pode-se usar cabelo do peito como doador para um transplante de barba.

Contudo, em tratamentos menos extensivos e em casos pós-traumáticos com cicatrizes, recomenda-se a extracção de pêlos de barba do pescoço e da região do queixo inferior. A extracção diligente e cuidadosa dos pêlos desta região pode render de 300 a 500 unidades foliculares sem deixar cicatrizes. Verifica-se também que para o transplante de barba, é conveniente usar pêlos do peito.

O número de enxertos varia muito, dependendo do tipo e tamanho de barba desejado. Para reconstruir as patilhas, o cabelo lateral de cada lado da face que se deve estender do cabelo do couro cabeludo sobre as bochechas para se fundir com a barba, deve-se calcular cerca de 150-250 unidades foliculares por lado, dependendo do tamanho.

Enquanto que cerca de 200-300 FUs são suficientes para um bigode, um bigode e uma barba de queixo exigirão cerca de 500-600 FUs. No entanto, uma barba completa não pode ser reconstruída num único tratamento. Dependendo das condições existentes (presença ou ausência de bigode), isto requer um transplante facial completo que terá de ser realizado em várias sessões e pode requerer até vários milhares de enxertos.

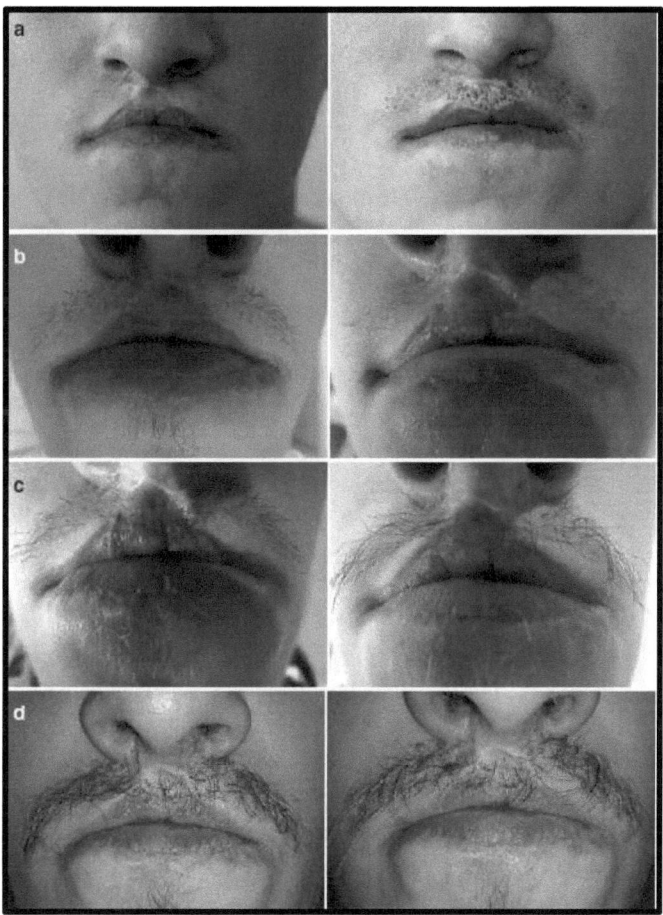

Fig. 7.7(a) Reconstrução do bigode num paciente de 24 anos com um lábio leporino. Esquerda: Vista pré-operatória. Direita: Vista pós-operatória imediata do transplante do bigode com 100 folículos capilares do couro cabeludo. b) Direita: Vista de 1 mês de pós-operatório. Direita: Vista imediata: Vista de 2 meses de pós-operatório. (c) Esquerda: Ver 3 meses de pós-operatório. Direita: Ver 3 meses de pós-operatório: Ver 4 meses de postoperacia. (d) Esquerda: Ver 5 meses de postoperacia. Direita: Ver 5 meses de pós-operatório: Ver 6 meses de postoperacia
(fonte: Reza P Azar. FUE Hair Transplantation - A Minimally Invasive Approach).

145

CAPÍTULO 8
CONCLUSÃO

O método do punch é uma técnica de colheita traumática com muito poucos benefícios para o paciente. No entanto, um bom resultado de transplante deve minimizar o trauma para a área doadora em particular, que pode não ser sacrificada para a colheita de enxertos. Este não é o caso com o método de punção. Consequentemente, o número de repetições possíveis é severamente limitado.

Os métodos convencionais de transplante capilar não representam uma solução sustentável e sem problemas para o paciente na maioria dos casos devido ao seu efeito altamente traumático do tecido.

À luz das várias complicações discutidas anteriormente, é mais do que lamentável que mais de 90% de todos os transplantes capilares a nível mundial ainda sejam realizados utilizando técnicas convencionais como o método das tiras. E este é o caso, apesar da disponibilidade do método FUE, muito mais espaçoso em termos de tecidos.

Os traumas e complicações teciduais anteriormente descritos tornam-se mais pronunciados com cada tratamento subsequente e estão geralmente associados a um desbaste maciço do cabelo na área doadora. Devido a isto, a utilização destes métodos para tratar pacientes jovens esgota inevitavelmente todas as opções terapêuticas. Como resultado, estes pacientes passam geralmente a ser considerados como pacientes sem quaisquer outras opções de tratamento numa idade precoce. Muitas vezes, os médicos que os trataram anteriormente abandonam-nos aos seus problemas devido à falta de cabelo doador.

Isto coloca a questão de saber por que razão os métodos convencionais são preferidos apesar da disponibilidade do método minimamente invasivo significativamente mais favorável ao paciente e sustentável.

Quando se examinam as etapas individuais do procedimento (como se faz na secção seguinte utilizando o exemplo do método da tira), torna-se evidente que as vantagens dos métodos de tratamento convencionais estão claramente do lado dos médicos assistentes e menos do lado dos pacientes.

luz das possíveis complicações graves para a pele e folículos pilosos (especialmente na área receptora), o uso de anestesia local tumescente deve ser cuidadosamente ponderado ou, melhor, simplesmente evitado.

Como a anestesia clássica de infiltração está associada a efeitos secundários menos graves do que a anestesia local tumescente, deve ser preferida.

O sistema ARTAS não teve qualquer benefício particular para o cirurgião de restauração capilar FUE experiente. A remoção de pêlos do corpo e da barba não é possível com o robô. Além disso, a colheita uniforme do pêlo doador na franja posterior e lateral do pêlo só é possível numa extensão limitada.

Dado o actual leque limitado de aplicações do sistema, estou altamente céptico que as muitas e várias exigências colocadas ao sistema possam ser satisfeitas num futuro previsível.

Em resumo, podemos dizer que quanto maior for a densidade da incisão, maior será o dano ao tecido e ao leito capilar dentro dele. A distância reduzida entre as incisões individuais (menos de 1 mm) no tecido cutâneo danificado não oferece condições ideais para a integração do enxerto. Como a revascularização adequada dos enxertos só ocorre entre os 7 e 14 dias de pós-operatório, a imbibição plasmática que ocorre nos primeiros dias de pós-operatório não é suficiente para assegurar o fornecimento dos enxertos.

Para alcançar o maior benefício possível para o paciente com AGA, deve ser aplicada uma terapia combinada individualizada com finasterida e minoxidil, e nos casos aplicáveis deve ser realizado um ou mais transplantes capilares minimamente invasivos.

Devido à enorme eficácia da finasterida e do minoxidil e aos efeitos secundários comparativamente ligeiros, a finasterida e o minoxidil são os agentes de escolha para o tratamento da AGA masculina.

Na prática clínica de rotina, muitos pacientes relatam que os médicos têm aconselhado contra estes medicamentos, citando o risco dos efeitos secundários acima mencionados. Os deveres do médico devem incluir a educação dos pacientes sobre a inocuidade destes medicamentos relativamente seguros ou, pelo menos, a colocação de possíveis efeitos secundários numa perspectiva realista. Alegações exageradas e alarmismo na Internet que preocupam os pacientes e os persuadem a não utilizar estes agentes complicam ainda mais a situação.

Naturalmente, qualquer medicamento pode causar efeitos secundários em alguns casos. No entanto, de uma perspectiva racional, estes são agentes que oferecem grandes benefícios potenciais em comparação com um risco relativamente pequeno de efeitos secundários.

Foi clinicamente demonstrado que a finasterida é significativamente mais eficaz do que a aplicação tópica de minoxidil no tratamento da queda de cabelo masculina.

Por esta razão, os dois agentes não devem ser considerados como equivalentes. A finasterida deve ser a primeira escolha em caso de queda de cabelo androgenética nos homens, e o minoxidil deve ser utilizado como tratamento complementar nos casos aplicáveis. Os dois agentes não são equivalentes.

Mais pacientes, melhores técnicas, número crescente de médicos e preços mais baratos construíram a base para um desenvolvimento muito positivo no número de transplantes capilares.

Enquanto há uma década atrás o número de cirurgiões de restauração capilar de renome era muito pequeno, uma indústria com um número de clínicas de quatro dígitos no mundo desenvolveu-se aqui desde então.

Assim, o médico individual pode e deve também lidar com a forma como pode estruturar e construir o seu conceito médico e empresarial. Há incontestavelmente uma tendência para a especialização em certos grupos de clientes, quer estes sejam geográficos, relacionados com o preço, ou relacionados com o tipo de tecnologias aplicadas. A fim de oferecer com sucesso os seus serviços no mercado, cada clínica deve ter uma ideia clara da oferta e das vantagens de adquirir novos clientes. É muito importante neste contexto que, em cooperação com os prestadores de serviços (agências e consultores), a supervisão médica não se perca, e assim não se criem esperanças irrealistas que mais tarde não possam ser satisfeitas pelo médico.

A Internet como plataforma de comunicação e especialmente os fóruns oferecem aos utilizadores uma variedade de serviços e benefícios para o tema da queda de cabelo, e as possibilidades destes canais representam uma revolução na comunicação médica. A utilização generalizada da Internet e o grande interesse pelo assunto podem ser interpretados como uma importância crescente e contínua.

Olhando para o futuro, porém, os operadores da Internet terão de se concentrar cada vez mais na garantia de qualidade. Isto inclui, por um lado, a garantia da qualidade do conteúdo das contribuições individuais. Infelizmente, algumas contribuições para a discussão não têm qualquer base médica e conduzem à divulgação de declarações falsas e cientificamente rejeitáveis, o que leva a conclusões falsas e possíveis recomendações terapêuticas de seguimento.

Actualmente é um desenvolvimento muito problemático que em muitas áreas da Internet, não há essencialmente nenhum controlo sobre o conteúdo, especialmente no YouTube. A longo prazo, a questão da responsabilidade deve ser esclarecida. Independentemente, cada médico deve considerar se este é um ambiente apropriado para a sua apresentação.

Por outro lado, fornecer melhor informação sobre técnicas, tratamentos e resultados oferecidos pode ser um argumento a favor destes canais. A garantia de qualidade é do interesse fundamental de todos os pacientes.

CAPÍTULO 9

BIBLIOGRAFIA

1. Avram, Marc R.; Rogers, Nicole E. (31 de Dezembro de 2009). Transplante de cabelo. Cambridge University Press. p. 23. ISBN 978-0-521-87967-5. Recuperado a 5 de Junho de 2011.

2. Jimenez F, Shiell RC. The Okuda Papers: um trabalho extraordinário - mas infelizmente não reconhecido - que poderia ter mudado a história do transplante capilar. Dermatologia Experimental, 2015, 24, 185-186.

3. Dua A, Dua K. Unidade Folicular de Extracção Capilar Transplante Capilar . J Cutan Aesthet Surg. 2010 Maio-Agosto; 3(2): 76-81.

4. Haber RS, Stough DB, editores: Hair Transplantation, Capítulo 17. Elsevier Saunders, 2006: 133-137. © 2006, Elsevier Inc., Elsevier Inc., 2006: 133-137.

5. Papel, Ira D. (2009). Cirurgia Plástica e Reconstrutiva Facial. Thieme. p. 419. ISBN 978-1-58890-515-4. Recuperado a 5 de Junho de 2011.

6. Pathomvanich, Damkerng; Imagawa, Kenichiro (3 de Fevereiro de 2010). Cirurgia de Restauração Capilar em Asiáticos. Springer. p. 133. ISBN 978-4-431-99658-3. Recuperado a 5 de Junho de 2011.

7. William R. Rassman; Robert Bernstein (14 de Novembro de 2008). Perda de cabelo e substituição para chupetas. Para a Chupeta. pp. 201-. ISBN 978-0-470-08787-9. Recuperado a 5 de Junho de 2011.

8. Rusciani - Robins; Luigi Rusciani; Perry Robins (2008). Livro-texto da cirurgia dermatológica. PICCIN. p. 815. ISBN 978-88-299-1898-0. Recuperado a 5 de Junho de 2011.

9. Haber, Robert S.; Stough, Dowling Bluford (2006). Transplante de cabelo. Elsevier Health Sciences. p. 133. ISBN 978-1-4160-3104-8. Recuperado a 5 de Junho de 2011.

10. Trüeb, Ralph M.; Tobin, Desmond J. (28 de Maio de 2010). Envelhecimento do cabelo. Springer. p. 215. ISBN 978-3-642-02635-5. Recuperado em 5 de Junho de 2011.

11. M, Bicknell, Lindsay; Natalie, Kash; Chitra, Kavouspour; M, Rashid, Rashid (1 de Janeiro de 2014). "Colheita de transplante de pêlos por extracção de unidade folicular: uma revisão das recomendações actuais e considerações futuras". Dermatology Online Journal. 20 (3).

12. Thomas, J. Regan (Setembro de 2009). Terapia Avançada em Cirurgia Plástica e Reconstrutiva Facial. PMPH-USA. p. 531. ISBN 978-1-60795-011-0. Recuperado em 5 de Junho de 2011.

13. "Extracção da Unidade Folicular (FUE)". Carlos K. Wesley, M.D., A.B.H.R.S. Recuperado a 9 de Dezembro de 2011.

14. Truswell, William (15 de Novembro de 2008). Rejuvenescimento Facial Cirúrgico: Um Roteiro para Resultados Seguros e Confiáveis. Thieme. p. 162. ISBN 978-1-58890-491-1. Recuperado a 5 de Junho de 2011.

15. Armani, Antonio Alvi (1999). How to Beat Hair Loss: The Complete Guide to Surgical, Medical, and Alternative Treatments for Hair Loss. Redom Books. p. 95. ISBN 978-0-9683898-1-2. Recuperado a 5 de Junho de 2011.

16. Okuda S. Estudo Clínico e Experimental de Transplante Capilar Vivo. Jpn J Dermatol Urol 1939: 46: 537-587 (em japonês) - como descrito em: Jimenez F, Shiell RC. The Okuda Papers: um trabalho extraordinário - mas infelizmente não reconhecido - que poderia ter mudado a história do transplante capilar. Dermatologia Experimental, 2015, 24, 185-186.

17. Orentreich N. Auto-enxertos em alopecias e outras condições dermatológicas seleccionadas. Ann NY Acad Sci 1959, 83: 463-469.

18. Uno H, Montagna W. Reinervação dos órgãos das extremidades dos folículos capilares e Corpúsculos Meissner em enxertos de pele de Macaques. J Invest Dermatol 1982: 78: 210-214.

19. Rassman WR, Pomerantz MA. A Arte e a Ciência da Minigrafação. International Journal of Aesthetic and Restorative Surgery 1993, 1: 27-36.

20. Bernstein RM, Rassman WR, Szaniawski W, Halperin A. Follicular Transplantation. Int J Aesthetic Rest Surg 1995, 3: 119-132.

21. Kim JC, Choi YC. Recrescimento do pêlo do couro cabeludo humano enxertado após a remoção do bulbo. Dermatol Surg. 1995 Abr;21(4):312-3.

22. Bernstein RM, Rassman WR Transplante folicular: avaliação do paciente e planeamento cirúrgico. Dermatol Surg 1997, 23: 771-784.

23. Rassman WR, Bernstein RM. Carrossel Implantador de Cabelo de Fogo Rápido: Um Novo Instrumento Cirúrgico para a Automatização do Transplante Capilar. Cirurgia Dermatológica 1998, 24: 623-627.

24. Sadick NS, deputado branco. Transplante capilar básico: 2007. Terapia Dermatológica, Vol. 20, 2007, 436-447.

25. Dinh HV, Sinclair R, Martinick J. Repigmentação capilar a longo prazo após um transplante de cabelo para alopecia cicatrizante frontal. Australasian Journal of Dermatology 2007, 48, 236-238.

26. Poswal A, Bhutia S, Mehta R. Quando o FUE corre mal! Índio J Dermatol 2011;56:517-519

27. Sarangal R, Yadav S, Dogra S. Transplante capilar para cicatrizes de acne: uma abordagem inovadora. J Cosmet Dermatol 2012, 11, 158-161.
28. Chiang YZ, Tosti A, Chaudhry IH, et al. Lichen planopilaris após transplante capilar e cirurgia de lifting facial. Br J Dermatol 2012; 166: 666–670.
29. Bhatti HA, Basra MKA, Patel GK. Abordagens de restauração capilar para alopecia androgénica masculina de início precoce. J Cosmet Dermatol. 2013; 12, 223—231.
30. Sethi P, Bansal A. Transplante directo de cabelo: Uma técnica de extracção de unidades foliculares modificadas. J Cutan Aesthet Surg 2013;6:100-5.
31. Rassman W, Pak J, Kim J. Extracção da Unidade Folicular: Evolução de uma Tecnologia. J Transplant Technol Res 2016, 6:2:158.
32. Umar S. Body Hair Transplant by Follicular Unit Extraction: A minha experiência com 122 Pacientes. Aesthetic Surgery Journal 2016, Vol 36(10) 1101-1110
33. Gharwade CR. Técnica inovadora de colheita de folículos capilares modificados com elevador de couro cabeludo de rake invertido para área doadora occipital inferior em transplante de cabelo de extracção de unidades foliculares. J Plast Surg 2016 da Índia; 49:390-6.
34. Chan D, Ducic Y. An Update on Hair Restoration. J Aesthet Reconstruir Surg. 2016, 1:1.
35. Zontos G, Williams KL, Nikiforidis G. Minimização dos danos na área doadora na extracção de unidades foliculares (FUE) de colheita. J Cosmet Dermatol, 2016; 16, 61--69
36. Eustace K, Jolliffe V, Sahota A, Gholam K. Infecção cutânea por abcesso de micobactérias após transplante capilar. Clin Experimen Dermatol 2016, 41, pp768-770.
37. Park JH, et al. Avaliação do diâmetro do cabelo em diferentes regiões da área doadora segura em populações asiáticas. International Journal of Dermatology 2017, 56, 784-787.
38. Ahmad M. Uma nova classificação prática para a distribuição espacial e morfologia do cabelo humano: A classificação de Ahmad LGMA. J Cosmet Dermatol. 2017;00:1–4.
39. Park JH, You SH. Vários Tipos de Traumatismos Menores aos Folículos Capilares Durante a Extracção da Unidade Folicular para Transplante Capilar. Plast Reconstrução do Globo de Surgimento Aberto 2017;5:e1260.

40. Navarro RM, Pino A, Martinez AM, et al. O efeito do plasma rico em factores de crescimento combinado com a cirurgia de extracção de unidades foliculares para o tratamento da queda de cabelo: Um estudo piloto. J Cosmet Dermatol. 2017; 00:1–12.

41. Garg S, Kumar A, Tuknayat A, Thami GP. Extensivos quelóides de local de doação em transplante de cabelo de unidade folicular. Int J Trichol 2017; 9:127-9.

42. Y. Kasai et al. Transplante bem sucedido de cabelo de extracção de unidades foliculares para área calva após enxerto de pele. JPRAS Aberto 13. 2017: 71-76.

43. Rassman W, Pak J, Kim J. Combinando Extracção de Unidade Folicular e Micropigmentação do Escalpo para o Tratamento Cosmético das Alopecias. Plast Reconstrução do Globo de Surgimento Aberto 2017; 5:e1420.

44. Feily A e Feily A. A utilização do método Feily preveniu a necrose do couro cabeludo em três pacientes inclinados para a necrose do recipiente do couro cabeludo; o que há de novo na prevenção da necrose do couro cabeludo? Terapia Dermatológica 2017;30:e12417.

45. Mohmand MH, Ahmad M. Efeito da Extracção da Unidade Folicular na Área doadora. Mundo J Plast Surg 2018;7(2):193-197

46. Kumar AV, Parthasaradhi A. Técnica de extracção da unidade folicular no tratamento do vitiligo estável com leucotrichia. J Dermatol Dermatol Surg 2018;22:72-4.

47. Garg AK, Garg S. Colheita dos doadores: Excisão da unidade folicular. J Cutan Aesthet Surg 2018;11:195-201.

48. Richardson S, Khandeparker R, Krishna S. Moustache restauração usando a técnica de extracção da unidade folicular para a reparação estética da alopecia prolabial em pacientes adultos do sexo masculino com lábio leporino fendido bilateral reparado: Um relatório inicial em oito pacientes. J Cleft Lip Palate Craniofac Anomal 2018;5:52-5.

49. Kerure AS, Patwardhan N. Complicações no transplante de cabelo. J Cutan Aesthet Surg 2018;11:182-9.

50. Saxena K. Transplante capilar seguro e fácil, utilizando o espalhador KD. Plast Aesthet Res 2018;5:5.

51. Mohebipour A, Gianfaldoni S, Lotti T, Ramirez-Fort MK, Lange CS, Sadeghi-Bazargani H, Wollina U, Tchernev G, Feily A. Reciclagem de Cabelo Anteriormente Transplantado: Uma Nova Indicação para Extracção de Unidade Folicular. Open Access Maced J Med Sci. 2018 Jun 20; 6(6):1095-1097.

52. Elghblawi E. Plasma rico em plaquetas, o derradeiro segredo para o elixir de pele jovem e para o crescimento do cabelo que desencadeia. J Cosmet Dermatol. 2018;17:423–430.

53. Huang Y-L, Lee M-C, Chang S-L, et al. Unidades foliculares colhidas versus unidades foliculares estimadas em transplante de cabelo. J Cosmet Dermatol. 2018;00:1–6.

54. Liu Y-C, Jee S-H, Chan J-Y. Transplante capilar para o tratamento de líquen planopilaris e alopecia fibrosante frontal: Um relatório de dois casos. Australasian Journal of Dermatology 2018 59, e118-e122.

55. Chouhan K, Kota RS, Kumar A, e Gupta J. Avaliação da Zona Doadora Segura de Escalpo e Barba para Extracção de Unidades Foliculares em Homens Indianos: Um Estudo de 580 Casos. J Cutan Aesthet Surg. 2019 Jan-Mar; 12(1): 31

56. Tamura H. Transplante capilar púbico. Jpn J Dermatol. 1943;53:76.

57. Headington JT. Anatomia microscópica do couro cabeludo humano. Arch Dermatol. 1984;120:449–56.

58. Hamilton JB. Perda padrão de cabelo no homem: tipos e incidência. Ann N Y Acad Sci. 1951;53:708-28.

59. Osborn D. Herança da calvície. J Hered. 1916;7:347–55.

60. Kuster W, Happle R. A herança da calvície comum: dois B ou não dois B? J Am Acad Dermatol. 1984;11:921–6.

61. Randall VA, Thornton MJ, Messenger AG. Células de papila dérmica cultivadas a partir de folículos capilares humanos dependentes de andrógeno (por exemplo, barba) contêm mais receptores de andrógeno do que os de áreas não-balanceadas do couro cabeludo. J Endocrinol. 1992;133(1):141–7.

62. Rushton DH, Ramsay ID, Norris MJ, Gilkes JJH. Progressão natural da calvície de padrão masculino em homens jovens. Clin Exp Dermatol. 1991;16:188–92.

63. Norwood OT. Calvície de padrão masculino: classificação e incidência. South Med J. 1975;68:1359-65.

64. Preço VH. Alopecia androgenética nas mulheres. J Investigar Dermatol Symp Proc. 2003;8:24-7.

65. Thornton MJ. As acções biológicas dos estrogénios na pele. Exp Dermatol. 2002;11:188–92.

66. Conrad F, Ohnemus U, Bodo E, Bettermann A, Paus R. Estrogens e crescimento do couro cabeludo humano - ainda mais perguntas do que respostas. J Invest Dermatol. 2004;122:840–2.

67. Vexiau P, Chaspoux C, Boudou P, et al. Papel dos andrógenos na alopecia androgénica de padrão feminino, quer isolada quer associada a outros sintomas de hiperandrogenismo. Arch Dermatol Res. 2004;292:598-604.
68. Zappacosta AR. Inversão da calvície no paciente que recebe minoxidil para hipertensão. N Engl J Med. 1980;303:1480.
69. Olsen EA, Weiner MS, Amara IA, DeLong ER. Acompanhamento de cinco anos de homens com alopecia androgenética tratados com minoxidil tópico. J Am Am Acad Dermatol. 1990;35:643–6.
70. Khandpur S, Suman M, Reddy BS. Eficácia comparativa de vários regimes de tratamento para a alopecia androgenética nos homens. J Dermatol. 2002;29(8):489–98.
71. Van Neste D, Fuh V, Sanchez-Pedreno P, et al. Finasteride aumenta o cabelo anagénico em homens com alopecia androgénica. Br J Dermatol. 2000;143:804–10.
72. Kaufman KD, Olsen EA, Whiting D, Savin R, DeVillez R, Bergfeld W, et al. Finasteride no tratamento de homens com alopecia androgénica: Finasteride Grupo de Estudo da Queda de Cabelo Padrão Masculino. J Am Acad Dermatol. 1998;39:578–89.
73. Leyden J, Dunlap F, Miller B, et al. Finasteride no tratamento de homens com queda de cabelo de padrão masculino frontal. J Am Acad Dermatol. 1999;40(6 pt 1):930-7.
74. Kawashima M, Hayashi N, Igarashi A, Kitahara H, Maeguchi M, Mizuno A, et al. Finasteride no tratamento de homens japoneses com queda de cabelo de padrão masculino. Eur J Dermatol. 2004;14:247–54.
75. Drake L, Hordinsky M, Fiedler V, et al. Os efeitos da finasterida na pele do couro cabeludo e níveis de soro androgénio em homens com alopecia androgénica. J Am Acad Dermatol. 1999;41:550–4.
76. Nirmal B, Somiah S, Sacchidanand SA. Um estudo da área doadora em transplante de cabelo da unidade folicular. J Cutan Aesthet Surg. 2013;6:210-3.
77. Haber RS. O "Spreader": técnica e indicações. In: Unger W, Shapiro R, editores. Transplante capilar. 5ª ed., ed. Nova Iorque: Aufl. Informa Healthcare; 2011.
78. Guo S, Dipietro LA. Factores que afectam a cicatrização de feridas. J Dent Res. 2010;89:219-29.
79. Ziering C, Krenitsky G. A classificação Ziering do cabelo do couro cabeludo. Dermatol Surg. 2003;29:817-21.
80. Garn MS, Selby S, Young R. Espessura do couro cabeludo e teoria da perda de gordura. Arco Dermatol Sifilol. 1954;70:601–8.

81. Leavitt M, Perez-Meza D, Barusco M, Mayer M. Study research symposium 1999-2000: clinical update on research studies reported at the World Hair Restoration Society/International Society of Hair restoration Surgery Live Surgery workshop. Int J Cosm Surg Aesth Dermatol. 2001;3(21):135–8.

82. Richardson S, Khandeparker R, Krishna S. Moustache restauração usando a técnica de extracção da unidade folicular para a reparação estética da alopecia prolabial em pacientes adultos do sexo masculino com lábio leporino fendido bilateral reparado: Um relatório inicial em oito pacientes. J Cleft Lip Palate Craniofac Anomal 2018;5:52-5.

83. Reza P Azar. FUE Hair Transplantation - Uma Abordagem Minimamente Invasiva. ISBN 978-3-319-75900-5.

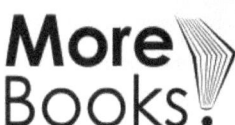
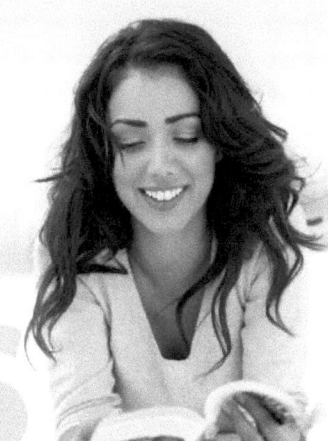

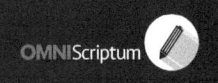

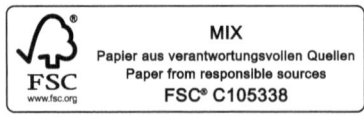
Printed by Books on Demand GmbH, Norderstedt / Germany